Genussvoll leben
mit Histaminintoleranz

Genussvoll leben
mit Histaminintoleranz

Texte und Rezepte von Kathrin Sebastian
Fotos von Manuela Rüther

UMSCHAU

www.umschau-buchverlag.de

Texte und Rezepte
Kathrin Sebastian, Bremen
www.facebook.com/GenussReichBremen

Fotos
Manuela Rüther, Köln
www.elaruether.de

Außer auf den Seiten 6 (©Remo Eisner, Bern), 10 (©Picture-Factory – Fotolia.com), 17 (Kaisers Ideenreich), 18 (©iStockphoto.com/edfuentesg), 21 (©iStockphoto.com/AlexRaths), 25 (©Friedberg – Fotolia.com), 33 (©m.schuckart – Fotolia.com), 28 (©iStockphoto.com/horiyan)

Styling
Anja Boeffel, Köln

Chefredaktion
Ilka Grunenberg, Neustadt/Weinstraße

Lektorat
Kathrin Gritschneder, Deggendorf

Satz und Herstellung
Kaisers Ideenreich, Neustadt/Weinstraße

Lithografie
posi.tiff media GmbH, Gelnhausen

Druck
G. Canala & C. S.p.A.; Italien

Printed in Italy
ISBN: 978-3-86528-139-5

Inhalt

Habe ich eine Histaminintoleranz? 10
Histamin 12
Histaminintoleranz ist keine Allergie 14
Ein Ernährungsprotokoll 22
Histamin in Lebensmitteln 24
Erlaubte Lebensmittel 26
Nicht erlaubte Lebensmittel 28
Histamin im Alltag 30
Auswärts essen?! 34
Einführung zu den Rezepten 35
Saisonkalender der erlaubten Obst- und Gemüsesorten 36

Rezepte

Strudel, Pizza und Tartes 38
Frühstück, Abendessen und Snacks 52
Suppen 68
Vorspeisen und Salate 80
Beilagen 96
Fleisch- und Fischgerichte 108
Desserts, Kuchen und Co. 118

Rezeptregister 140
Literatur- und Linktipps 144

Lust am Kochen

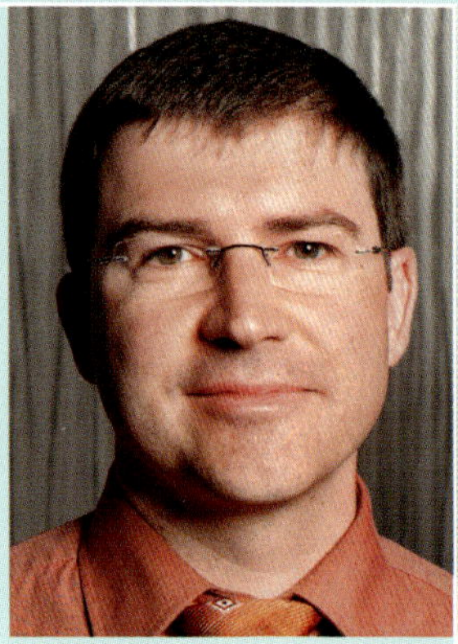

Die Diagnose Histaminintoleranz bedeutet eine starke Einschränkung bei der Auswahl der Lebensmittel. Ausgerechnet die schmackhaftesten Lebensmittel dürfen nicht mehr gegessen werden. Nach erhaltener Diagnose kann man sich zunächst gar nicht vorstellen, wie man so überhaupt noch Freude am Essen haben kann. Doch dass der Genuss trotzdem nicht auf der Strecke bleiben muss, zeigt dieses schön illustrierte Buch, das sogleich die Lust am Kochen weckt. Wer weiterhin das Essen genießen will, findet hier reichlich Inspiration.

Mahlzeiten, für die man sich Zeit nimmt, die man sorgfältig und genüsslich kaut, werden zudem von unserem empfindlichen Verdauungssystem besser vertragen als Fastfood, das man während einer hektischen Tätigkeit nebenbei herunterschlingt. Ein Grund mehr, warum auch das Genießen zum Konzept der Histamineliminationsdiät dazugehören soll.
Die Histaminintoleranz ist immer noch wenig bekannt. Die Diagnostik ist für den Arzt sehr schwierig und erfolgt entsprechend selten. Nach erhaltener Diagnose fühlen sich die Betroffenen oft unzureichend instruiert, was dies nun für sie bedeutet. Jedes neue Kochbuch mit histaminarmen Rezepten ist daher eine willkommene Hilfe im Umgang mit der neuen Lebenssituation.

Histaminsensible mit einem Mastzellaktivitätssyndrom (MCAS) oder einer anderen Mastzellerkrankung stoßen auch in diesem Buch auf Rezepte, deren Zutaten für sie möglicherweise unverträglich sind (siehe Seite 15). Kochbücher sollte man aber sowieso weniger als Anleitung, sondern vielmehr als Inspiration nutzen. Holen Sie sich hier Ideen und passen Sie dann die Rezepte fantasievoll und saisongerecht an Ihre individuellen Vorlieben und körperlichen Bedürfnisse an – jeden Tag wieder anders. Das macht das Kochen spannend und bringt noch mehr Abwechslung in den Speiseplan.

Einen guten Appetit wünscht

Heinz Lamprecht, MSc
Schweizerische Interessengemeinschaft Histamin-Intoleranz (SIGHI)
www.histaminintoleranz.ch

Genussvoll leben mit Histaminintoleranz?!

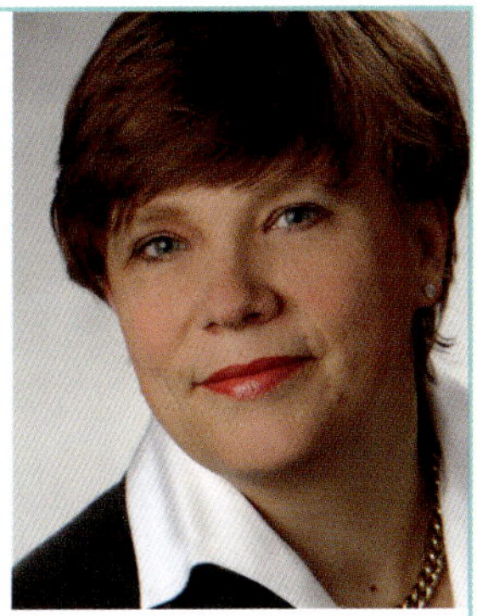

Die Symptome einer Histaminintoleranz sind vielfältig, der Weg zu einer Diagnose kann lang sein. Lassen Sie sich nicht entmutigen. Wenn Sie beginnen, sich mit Ihrem Körper auseinanderzusetzen, werden Sie schnell feststellen, welche Lebensmittel bei Ihnen Unwohlsein und Schmerzen auslösen. Viele sinnvolle Anregungen und nützliche Hinweise in diesem Buch werden Ihnen helfen, darüber Klarheit zu gewinnen.

Und das Wichtigste: Ein vielfältiges kulinarisches Leben ist mit ein wenig Fantasie und einem fundierten Wissen immer möglich. Die über 80 Rezepte stellen dies ausdrücklich unter Beweis.

Wer das Wort Histaminintoleranz im Internet sucht, bekommt um die 300.000 Einträge angeboten. Abgesehen davon, wieviel Zeit und die Geduld nötig sind, sich dort durchzuarbeiten, ist es extrem schwer hier zwischen seriösen und weniger hilfreichen Angeboten zu unterscheiden.

Für das vorliegende Buch wurden daher für Sie die neuesten ernährungswissenschaftlichen Informationen und Fakten recherchiert. Längst sind nicht alle Zusammenhänge der Histaminintoleranz hinreichend bekannt, so bleiben immer noch offene Punkte. Hier ist immer wieder Ihre eigene Aufmerksamkeit gefragt – achten Sie auf Ihren Körper und seine Reaktionen auf das, was Sie zu sich nehmen. Gerade bei Fisch und Hackfleisch ist der Frischegrad ausschlaggebend für die Verträglichkeit, Sie werden schnell zu einem Einkaufsprofi in Sachen Qualität werden.

Die saisonal angepassten und leckeren Rezepte wurden ebenfalls mit größter Sorgfalt zusammengestellt. Sie berücksichtigen insbesondere auch den Alltag berufstätiger Menschen. Einen Teil der Rezeptideen verdanke ich meiner geschätzten Mitstreiterin in Sachen Genuss: Claudia Earp, der ich an dieser Stelle herzlich dafür danke.

Ich freue mich darüber, wenn Sie sich gut beraten fühlen und feststellen, dass es sich genussvoll mit Histaminintoleranz leben lässt. Sollten Sie trotzdem bemerken, dass bestimmte in den Rezepten verwendete Produkte Ihnen individuell nicht bekommen, tauschen Sie diese bitte nach Ihren Bedürfnissen aus.

Ihre Kathrin Sebastian

Genussvoll leben
mit Histaminintoleranz

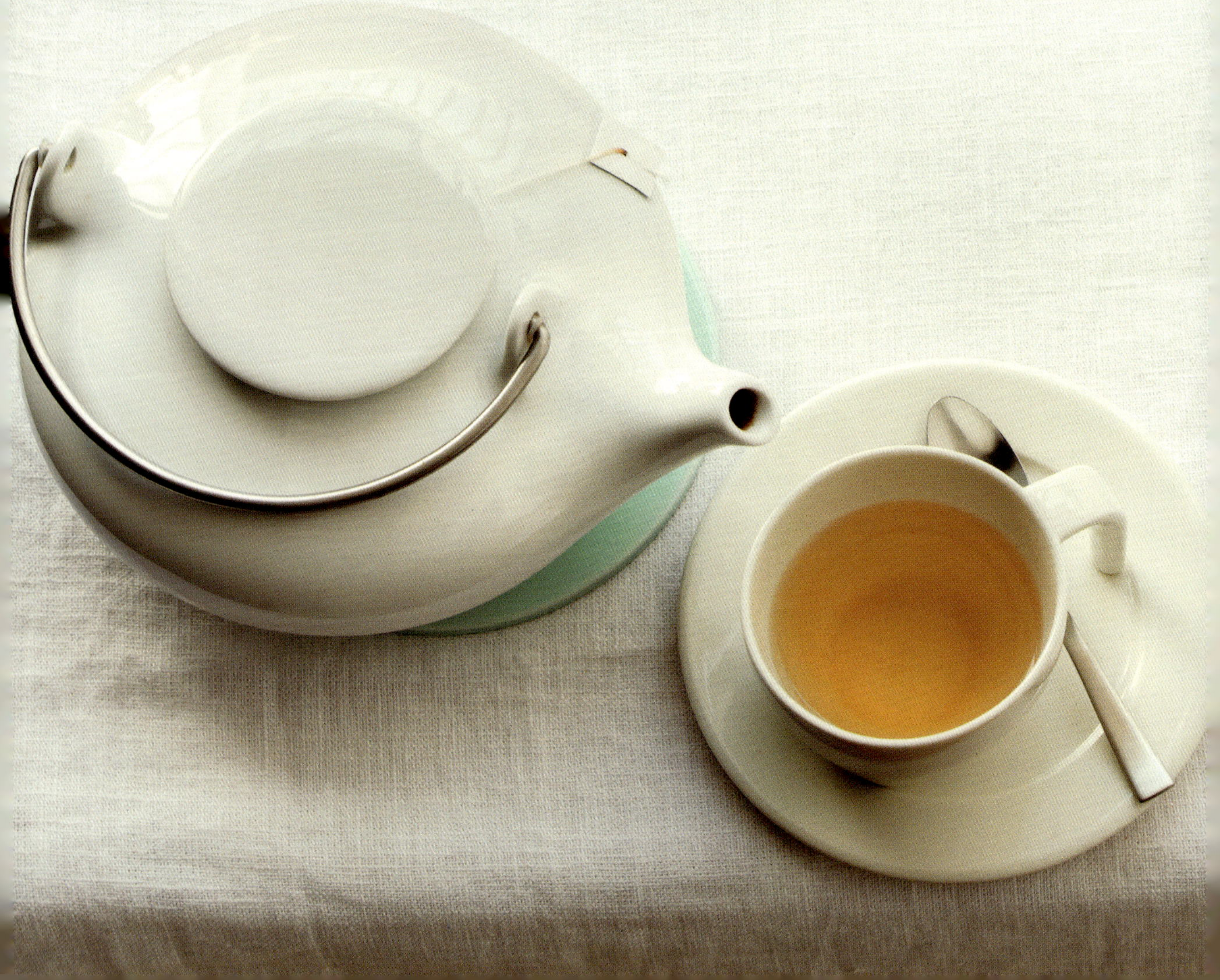

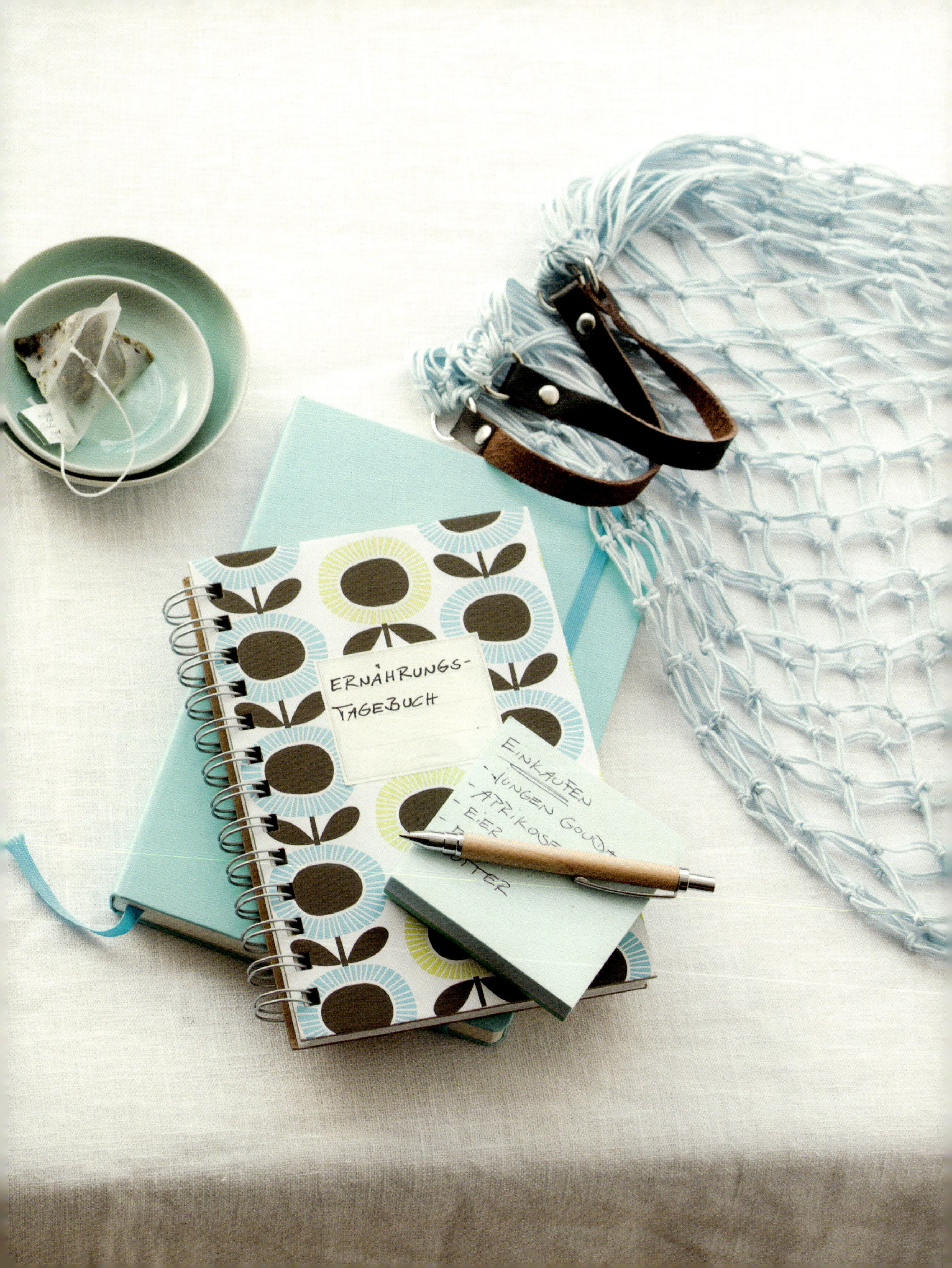
ERNÄHRUNGS-
TAGEBUCH
EINKAUFEN
-JUNGEN GOUDA
-EIER

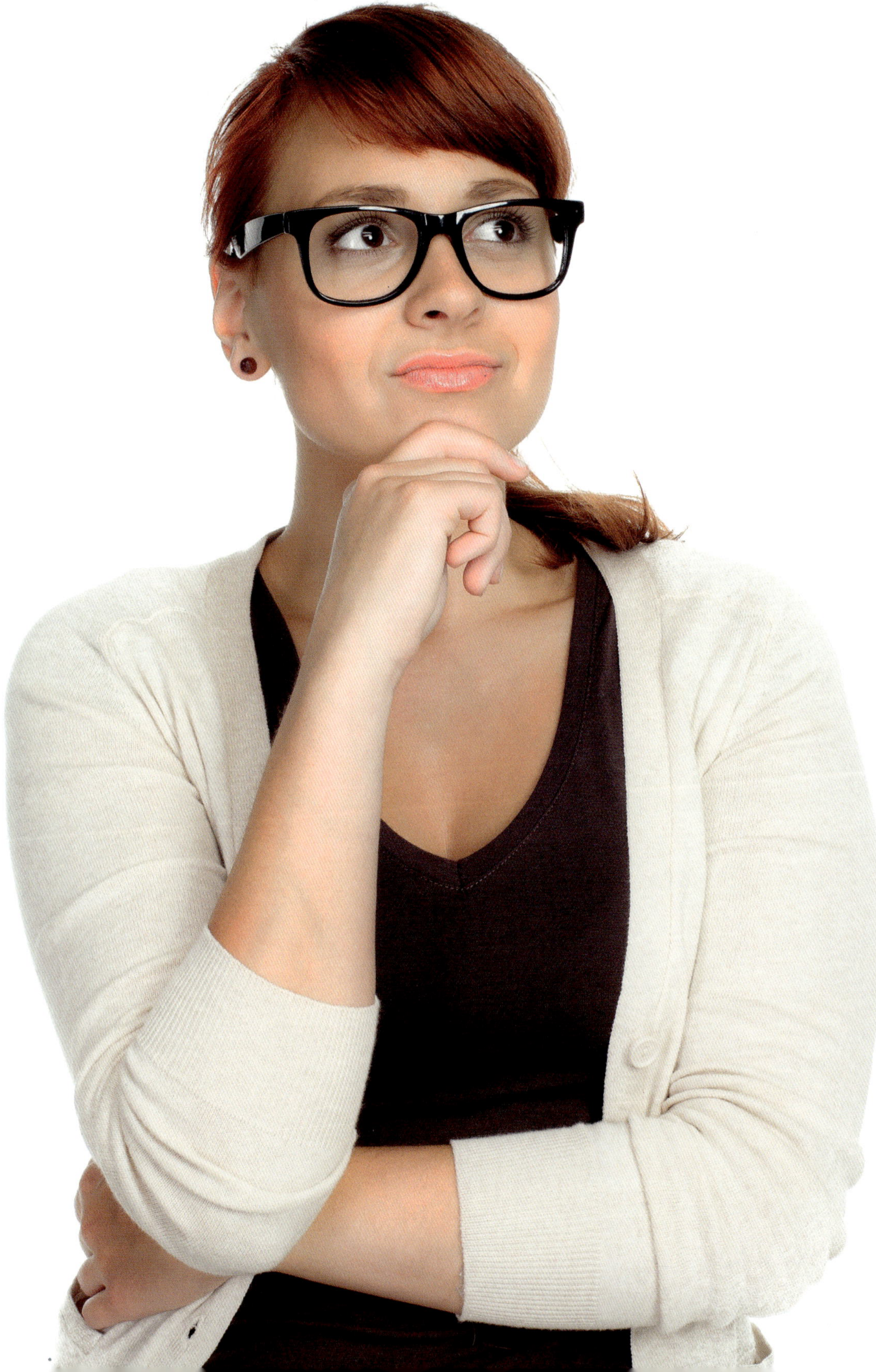

AUF EINEN BLICK: HABE ICH EINE HISTAMININTOLERANZ?

Leiden Sie nach dem Genießen bestimmter Speisen häufiger an Übelkeit oder Magenkrämpfen, vielleicht verbunden mit Erbrechen und Durchfall? Treten dabei auch Kopfschmerzen auf oder eine Rötung der Haut, juckt es an diesen Stellen? Haben Sie diese gesundheitlichen Probleme nach dem Genuss von Rotwein, Hartkäsen, haltbar gemachten Würsten, Tomaten oder Schokolade?

Wenn Sie diese Fragen mit „JA" beantwortet haben, dann deuten solche Symptome durchaus auf eine mögliche Histaminintoleranz hin. Die Anzeichen für eine Histaminintoleranz (auch Histaminose genannt) können sehr vielfältig sein, das macht die Diagnose auch so ungemein schwierig. Aber Symptome wie die oben genannten, besonders wenn Sie Ihnen nicht neu, sondern fast vertraut sind, sind ein dringender Hinweis, sich mit dem Thema Ernährung und Gesundheit zu befassen. Sie sollten sich aber dazu auch in ärztliche Behandlung begeben, um die genaue Ursache klären zu lassen.
Wenn Sie vor einem Arztbesuch zunächst die Auslöser und Symptome für sich einkreisen und enger fassen wollen, dann beobachten Sie sich für einen gewissen Zeitraum. Notieren Sie dabei genau, wie es Ihnen beim und nach dem Genuss verschiedener Speisen und Getränke geht. Verwenden Sie dazu das Ernährungsprotokoll auf Seite 22.

EIN ERSTER LEBENSMITTELCHECK

Damit Sie einschätzen können, welche Lebensmittel Ihre Beschwerden auslösen können, finden Sie hier eine erste kurze Lebensmittelliste, mit zu meidenden Produkten:

- Hartkäse und lange gereifte Käse
- Salami und roher Schinken
- Lebensmittel wie Bier und Sauerkraut
- Tomaten und alle Tomatenprodukte
- Alkohol, besonders Rotwein
- Fertiggerichte und Fertigprodukte

HISTAMIN

Histamin gehört in die Gruppe der sogenannten biogenen Amine und ist ein natürlich vorkommender Stoff, der sowohl in Lebensmitteln enthalten ist, als auch vom menschlichen Körper gebildet wird. Der Zusatz „biogen" weist darauf hin, dass diese Substanzen im lebendigen Organismus entstehen. Menschen, Tiere und Pflanzen bilden Histamin selbst.

Es gibt eigentlich – außer Wasser, Zucker oder Salz – keine komplett histaminfreien Lebensmittel. Die meisten Produkte enthalten Histamin nur in Spuren. Deutlich höhere Gehalte finden sich in reiferen, bzw. länger gelagerten Lebensmitteln.
Je länger bestimmte Produkte liegen, desto mehr Histamin enthalten sie. Das gilt sowohl für die Lagerung zu Hause, als auch für bewusste Reifungsprozesse, durch die Lebensmittel wie Schinken, Salami und milchsauer eingelegte Produkte, wie Sauerkraut oder Mixed Pickles, veredelt werden. Der menschliche Körper kann also Histamin selbst bilden, zusätzlich nimmt der Mensch Histamin mit der Nahrung zu sich. Für einige Menschen kann das mit der Nahrung zugeführte Histamin zu viel werden, sie können dies nicht mehr abbauen (siehe Seite 15). Dieses „Zuviel" an Histamin ist sehr individuell, es kann schon durch den Genuss eines histaminreichen Lebensmittels kommen, oder aber erst auftreten, wenn mehrere histaminreiche Lebensmittel kombiniert konsumiert werden (z. B. Wein und Käse).

HISTAMIN IM KÖRPER

Im Körper werden verschiedene Nährstoffe und andere für den Organismus wichtige Stoffe stets auf- und umgebaut. So verhält es sich auch mit dem Histamin. Genauer gesagt entsteht Histamin beim Umbau der kleinsten Proteinbausteine, der sogenannten Aminosäuren, aus der Aminosäure Histidin. Sie bildet die Grundlage des Histamins, zusammen mit anderen Enzymen. Abgebaut wird Histamin von dem Enzym Diaminoxidase (DAO).

Histamin wird im menschlichen Organismus für verschiedenste Aufgaben benötigt. So ist es für die Regulation der Magensäureproduktion und des Wach-Schlaf-Rhythmus' sowie für die Darmbewegung verantwortlich. Zusätzlich wirkt Histamin auch als Gewebshormon und Neurotransmitter. Es wird angenommen, dass das Histamin auch die Appetitkontrolle reguliert und an der Abwehr körperfremder Stoffe beteiligt ist. Hier ist die medizinische Forschung noch heute nicht sicher, was die genauen Abläufe und die Rolle des Histamins betrifft.
Wie sich das Histamin bei allergischen Reaktionen verhält, lässt sich am Beispiel der Brennnessel gut erklären. Wer eine Brennnessel berührt, hat sofort eine Reaktion auf der Haut. Die Stelle beginnt schnell zu brennen, es bilden sich rote Quaddeln und später kribbelt es noch lange. Die Ursache dafür sind die Abwehrstoffe der Pflanze, die sich in den sogenannten Brennhaaren befinden. Wer der Brennnessel also zu nahe rückt, bekommt ihre Abwehr zu spüren, die Haare sondern verschiedene Stoffe ab, darunter auch das Histamin.

WISSENSWERTES KURZ ERKLÄRT

Zu den **biogenen Aminen** zählen u. a. die Stoffe Histamin, Tyramin und Serotonin. Biogene Amine entstehen hauptsächlich bei chemischen Reaktionen von Aminosäuren, den kleinsten Eiweißbausteinen. Sie sind vielfältig im menschlichen Körper im Einsatz, z. B. als Hormone oder bei der Regulation der Blutzirkulation bzw. als Überträgerstoffe im Nervensystem.

Eiweiße in der Nahrung werden korrekt als **Proteine** bezeichnet. Sie werden aus ihren kleinsten Bestandteilen, den **Aminosäuren**, gebildet.

Enzyme sind zumeist Proteine und wurden früher als Fermente bezeichnet. Es handelt sich dabei um Stoffe, die helfen eine biochemische Reaktion im Körper zu beschleunigen oder überhaupt dafür zu sorgen, dass die Reaktion ablaufen kann. Alle Enzyme haben im menschlichen Organismus vielfältige Aufgaben.

Gewebshormone (wie das Histamin) werden, wie der Name sagt, direkt im Gewebe produziert, während die klassischen Hormone in speziellen Zellen produziert werden, z. B. das Insulin in den Langerhansschen Inselzellen der Bauchspeicheldrüse.

Neurotransmitter sind (biochemische) Botenstoffe, die z. B. die Erregung einer Nervenzelle auf andere Zellen ermöglichen und dabei Informationen weitergeben.

HISTAMININTOLERANZ IST KEINE ALLERGIE

Eine Histaminintoleranz ist streng wissenschaftlich betrachtet weder eine Allergie noch eine Nahrungsmittelunverträglichkeit. Eine Histaminintoleranz ist eher eine pseudoallergische Reaktion, was bedeutet, dass das Immunsystem zunächst einmal nicht beteiligt ist.

WAS IST EINE ALLERGIE?

Bei einer Allergie handelt es sich um eine besondere Form der Unverträglichkeit gegenüber verschiedenen Substanzen. Das betroffene Immunsystem reagiert sehr heftig auf normalerweise harmlose Substanzen. Zu diesen allergieauslösenden Substanzen (sogenannten Allergenen) gehören Tierhaare und Pollen ebenso wie diverse Lebensmittel (z. B. Fisch, Eier oder Nüsse). Manche Lebensmittel, wie z. B. Soja, können über ein Dutzend verschiedene Allergieauslöser enthalten. Es sind bis heute ca. 20.000 solcher Allergene identifiziert worden. Die tatsächlichen Ursachen von Allergien sind jedoch im Einzelfall noch nicht geklärt. Da die vom Körper gebildeten Allergene keine chemischen Gemeinsamkeiten aufweisen, ist es sehr schwierig ein allgemeines allergiehemmendes Medikament zu entwickeln.

WAS IST DANN EINE HISTAMININTOLERANZ?

Die genauen Ursachen für das Entstehen einer Histaminintoleranz sind noch nicht bis ins kleinste Detail erforscht. Es wird in der medizinischen Forschung davon ausgegangen, dass der Mangel des Enzyms Diaminoxidase (DAO abgekürzt) für eine Histaminintoleranz verantwortlich ist. Das Enzym DAO ist im menschlichen Dünndarm für den Histaminabbau verantwortlich.

Wenn das DAO in seiner Aktivität und Arbeitsweise gehemmt ist, kann es zu Störungen kommen. Diese unterschiedlichen Möglichkeiten bestehen bei einer Histaminintoleranz:

- Das Enzym DAO fehlt komplett und dauerhaft oder
- es ist in zu geringen Mengen vorhanden oder
- es liegt lediglich in einer inaktiven Form vor.

Eine Histaminintoleranz beruht also im weitesten Sinne auf einer Abbaustörung des Histamins, das nicht nur im Körper produziert wird, sondern zusätzlich mit dem Essen und Trinken in den Körper gelangt. Eine Histaminintoleranz ist möglicherweise auch die Folge bzw. ein weiterer Begleiter anderer Unverträglichkeiten oder Allergien.
Kommt es durch eine erhöhte Aufnahme histaminhaltiger Speisen und Getränke zu einem Überschuss an Histamin, fängt der menschliche Körper normalerweise an zu arbeiten und baut das Histamin im Darm ab. Dazu benötigt er die Hilfe des Enzyms DAO. Kann dieses Enzym nicht so aktiv werden, wie es für den Histaminabbau erforderlich ist, kommt es zu Problemen.

WIE KANN EINE HISTAMININTOLERANZ ENTSTEHEN?

Wenn die Balance zwischen Histaminaufnahme und dem Enzym DAO nicht stimmt, hat das viele Ursachen.

- Es werden zu viel histaminreiche Lebensmittel verzehrt und es ergibt sich ein Ungleichgewicht zwischen der Histaminaufnahme durch das Essen und Trinken und DAO.
- Die verzehrten Lebensmittel setzen zusätzlich Histamin im Körper frei, dabei handelt es sich um Lebensmittel, die als sogenannte Histaminliberatoren gelten.
- Es werden enzymhemmende Medikamente aufgenommen, die das Enzym DAO in seiner Wirkungsweise beeinträchtigen können.
- Die genossene Alkoholmenge ist zu hoch bzw. die konsumierten Sorten sind problematisch.
- Es werden zu viele Lebensmittel verzehrt, die weitere biogene Amine beinhalten. Das bedeutet, dass das Enzym DAO auch dort für den Abbau benötigt wird. Beispiele für diese biogenen Amine sind: Serotonin, Tyramin und Phenylalanin.
- Eine Magen- und Darminfektion kann die Aktivität des Enzyms DAO (vorübergehend) verringern.

Das Spektrum an möglichen Auslösern ist also sehr breit. Daran lässt sich auch erkennen, dass die Diagnose einer Histaminintoleranz nicht einfach zu stellen ist.
Ein früherer Erklärungsversuch der medizinischen Forschung war, dass eine Histaminintoleranz vererbbar ist; dies scheint widerlegt zu sein. Es wird heutzutage vielmehr davon ausgegangen, dass viele der Betroffenen die Histaminintoleranz im Laufe ihres Lebens „erwerben", d. h. die Enzymaktivität des Enzyms DAO lässt im Laufe des Lebens nach. Das kann dazu führen, dass histaminreiche Lebensmittel nicht mehr in der gewohnten Menge vom Organismus verarbeitet werden können.
Eine Histaminunverträglichkeit kann auch nur über eine gewisse Zeitspanne hinweg auftreten. Eine Darmerkrankung (z. B. eine Dünndarmschleimhautentzündung) kann hier eine Ursache sein. Ist diese vollständig auskuriert, ist es möglich, dass diese zeitweise Histaminintoleranz wieder vorübergeht.
Eine andauernde Einnahme von bestimmten Medikamenten, die entweder das Enzym DAO hemmen oder noch zusätzliches Histamin im Körper freisetzen, kann ebenfalls für das Entstehen einer Histaminintoleranz verantwortlich sein. Wenn es aus medizinischen Gründen möglich ist das Medikament bzw. den Wirkstoff zu wechseln, sollten Sie diese Chance nutzen. Bitte beachten Sie aber, dass solche Maßnahmen niemals ohne Absprache mit dem betreuenden Arzt erfolgen dürfen.
Schließlich sollte noch erwähnt werden, dass auch chemische Reize und Faktoren wie Stress und Schadstoffe in der Umwelt als mögliche Gründe für eine Histaminintoleranz angeführt werden.
Eine zurzeit noch wenig beachtete Form der Histaminintoleranz ist das Mastzellaktivitätssyndrom (abgekürzt MCAS). Bei dieser erworbenen oder angeborenen Überempfindlichkeit der Mastzellen (den Histaminspeicherzellen) lösen verschiedene Reize die Ausschüttung von Histamin und anderen Mediatoren im Körper aus. Der Organismus wird also nicht mit Histamin aus der Nahrung, sondern mit körpereigenem Histamin nahezu überschwemmt. Zu den Auslösern zählen neben dem Histamin vor allem die in sehr vielen Lebensmitteln und Medikamenten enthaltenen sogenannten Histaminliberatoren (vgl. Seite 16 und 29).
Wie bei der beschriebenen DAO-Abbaustörung ist auch beim MCAS der genaue Mechanismus noch nicht restlos geklärt und oft gelingt auch hier keine zügige oder eindeutige Diagnose. Diese beiden häufigen Formen der Histaminintoleranz sind daher heute auch noch nicht klar und deutlich

voneinander abgrenzbar. Einige Menschen, die vom Arzt die Verdachtsdiagnose Histaminintoleranz bekommen, haben vielleicht ein MCAS.
Das bedeutet, um MCAS-Symptome loszuwerden, müssen noch viele weitere, in diesem Buch nicht berücksichtigte histaminfreisetzende Lebensmittel und Zusatzstoffe weggelassen werden. Dramatischerweise kommt hinzu, dass es manchen Betroffenen kaum gelingt, die manchmal zeitlich stark verzögert und langsam auftretenden, teilweise auch Tage andauernden chronischen Liberatorsymptome bestimmten Mahlzeiten oder gar einzelnen Zutaten zuzuordnen. Hier ist es sehr schwierig der Krankheit wirklich auf den Grund zu kommen. Nicht selten gelingt es erst nach langwierigen akribischen (Selbst-)Beobachtungen, gewisse Liberatoren als Auslöser wirklich zu erkennen.

WISSENSWERTES KURZ ERKLÄRT

DAO wird in vielen Zellen im Körper produziert (Leber, Dünndarm, Haut- und Blutzellen) und über die Darmschleimhaut für die Zerlegung der Essensbestandteile zur Verfügung gestellt. Bei einer Histaminintoleranz ist dieses Enzym entweder nicht ausreichend vorhanden oder die Aktivität des DAO reicht nicht aus, um die Menge an Histamin abzubauen.

Histaminliberatoren sind Lebensmittel die selbst nur geringe Mengen Histamin aufweisen, aber im Körper eine vermehrte Histaminausschüttung begünstigen können (z. B. Zitrusfrüchte oder Erdbeeren)

Serotonin ist ein biogenes Amin und im menschlichen Organismus als Gewebshormon und Neurotransmitter aktiv. Serotoninhaltige Lebensmittel, wie es Ananas, Bananen, Kiwis, Pflaumen, Tomaten und Kakao sind, müssen bei Histaminintoleranz gemieden werden. Denn das Enzym DAO wird auch für den Abbau von Serotonin benötigt und steht für den Abbau des Histamins nicht mehr in ausreichender Menge zur Verfügung.

Tyramin ist auch ein biogenes Amin. Es entsteht bei Gärungs- und Fermentationsprozessen, welche bei der Käse- oder Rotweinherstellung eine Rolle spielen. Wie beim Serotonin wird auch beim Tyramin das DAO zum Abbau benötigt

DAO-blockierende Lebensmittel sind Lebensmittel, die die Aktivität des Enzyms DAO hemmen oder blockieren. Sie müssen selbst keine großen Mengen Histamin enthalten (z. B. Alkohol oder Kakao).

VIELFÄLTIGE SYMPTOME EINER HISTAMININTOLERANZ

Die Beschwerden bei einer Histaminintoleranz sind sehr vielfältig und breit gestreut, das verzögert eine zügige und treffsichere Diagnose bei einigen Patientinnen und Patienten mitunter um viele Jahre.
Die hier aufgeführten Symptome können ein Anzeichen für eine Histaminintoleranz sein, sie treten aber nicht unbedingt gleichzeitig auf. Nicht alle Menschen reagieren in gleichem Umfang. Diese Symptome einer Erkrankung korrekt zuzuordnen ist nicht leicht und bedarf fachkundiger Hilfestellung. Sie können ein Indiz für eine vorliegende Histaminintoleranz sein, sollten aber medizinisch abgeklärt werden.
Ein von Ihnen detailliert und gut geführtes Ernährungsprotokoll (vgl. Seite 22) kann bei der Auffindung Ihrer Beschwerden und der Diagnose eine große Hilfe sein. Ein Ernährungsprotokoll bedeutet umgekehrt leider keine Garantie für einen Erfolg. Wann genau die möglichen Probleme oder Symptome auftreten, lässt sich oft nicht vorhersehen. Betroffene reagieren individuell sehr unterschiedlich.

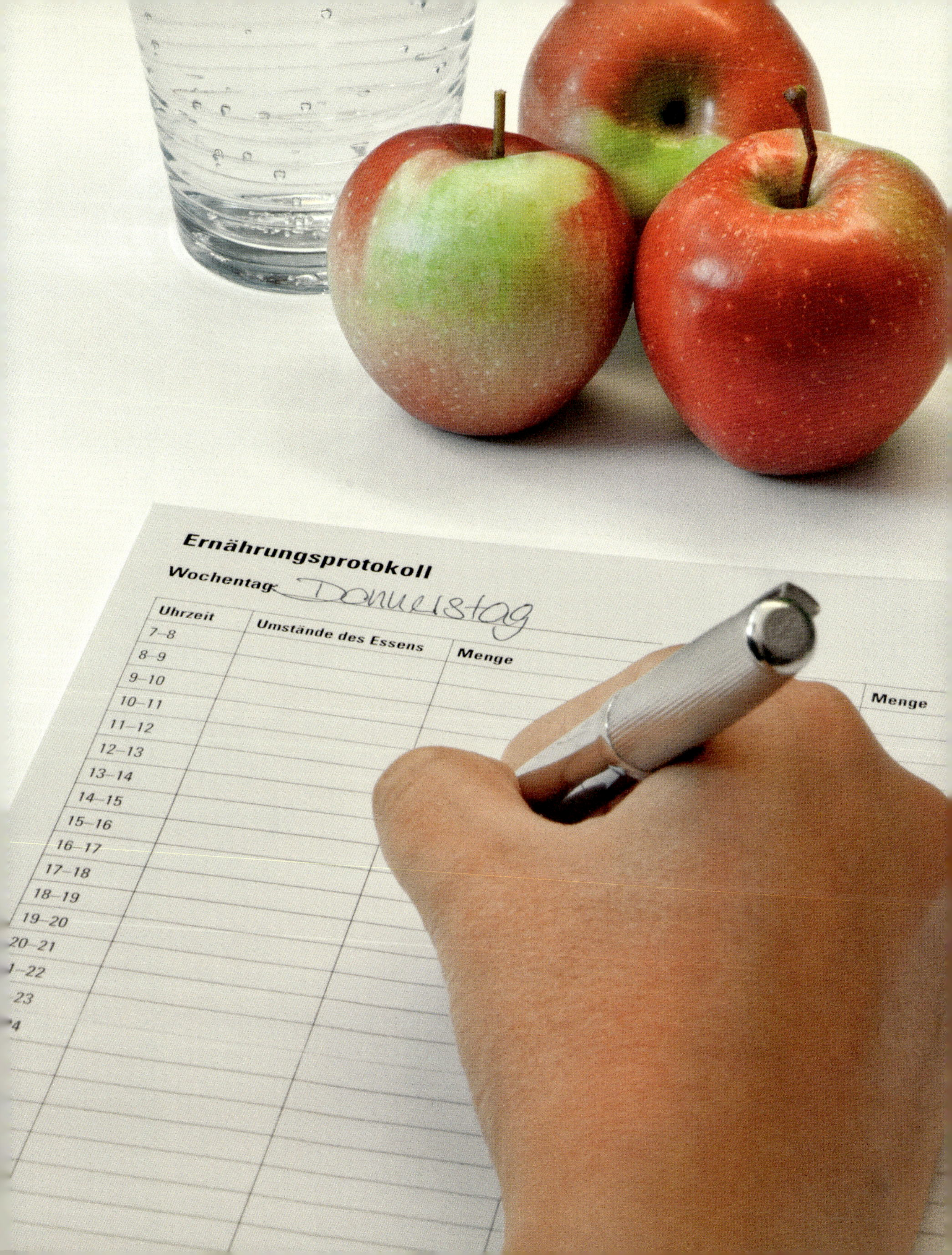
Ernährungsprotokoll
Wochentag: Donnerstag
Uhrzeit
Umstände des Essens
Menge
Menge
7–8
8–9
9–10
10–11
11–12
12–13
13–14
14–15
15–16
16–17
17–18
18–19
19–20
20–21

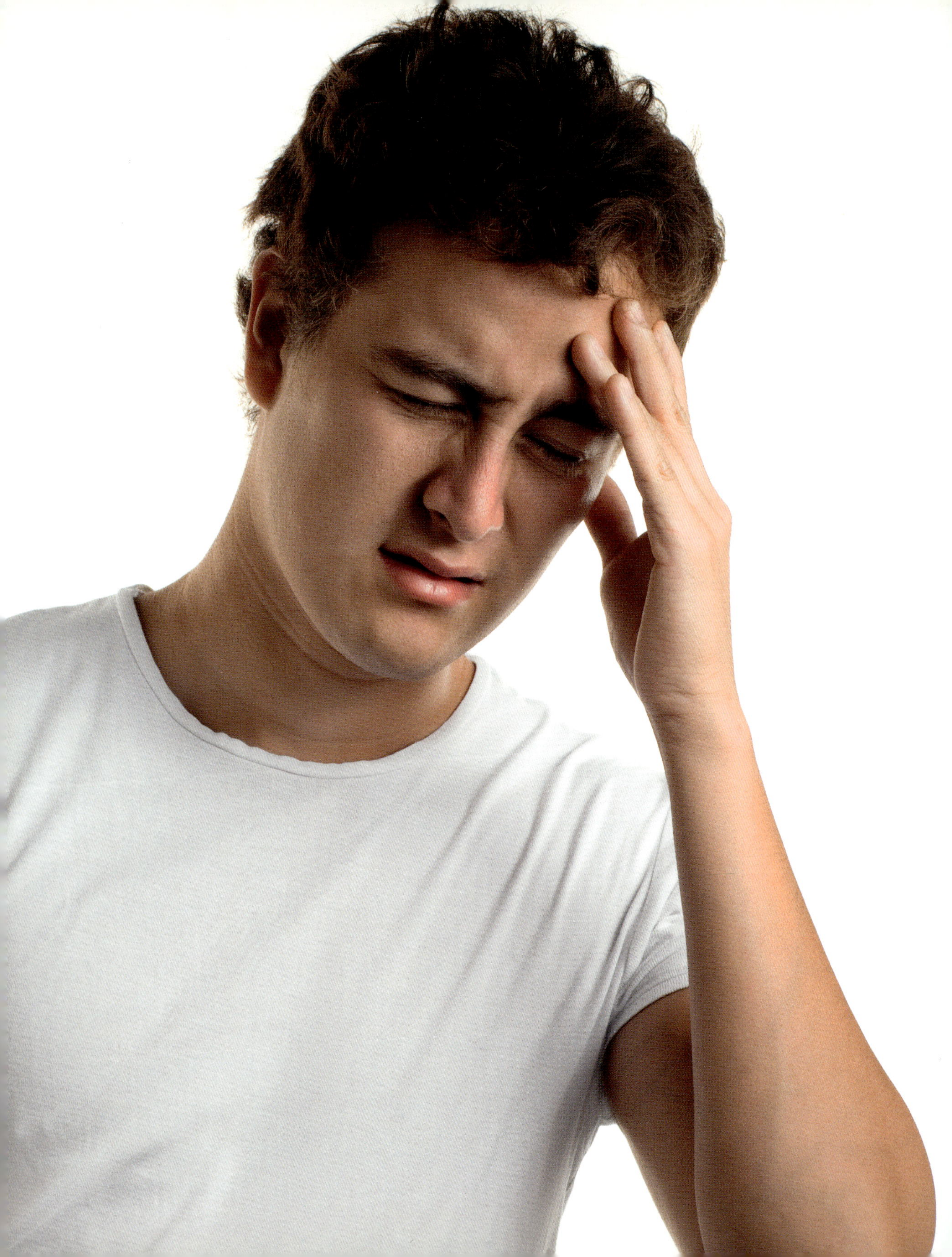

SYMPTOME EINER HISTAMININTOLERANZ

- (starke) Kopfschmerzen bis hin zu Migräne
- angeschwollene Nasenschleimhäute und Fließschnupfen
- geschwollene Augenlider
- Halsschmerzen
- Atemwegsbeschwerden bis hin zu Asthma bronchiale
- Herz-Kreislauf-Beschwerden, verbunden mit einem schnellem Puls, niedriger oder zu hoher Blutdruck, Herzrhythmusstörungen
- Magen- und Darmbeschwerden, Magenstechen, Bauchweh, jeweils verbunden mit Blähungen, Durchfall und anhaltender Übelkeit
- Hitzewallungen
- länger anhaltendes Schwindelgefühl
- Hautrötungen, verbunden mit Juckreiz
- Regelschmerzen
- andauernde Antriebsschwäche
- Wassereinlagerungen
- Konzentrationsmangel (insbesondere bei Kindern)

ACHTUNG

Ein nicht zu unterschätzender Faktor ist in diesem Zusammenhang auch Stress, ausgelöst durch Arbeit und (Berufs-)Alltag. Essen, das im Gehen, in Eile und unter Anspannung eingenommen wird, kann auch manchmal den gesündesten Darm negativ beeinträchtigen. Wer sich Zeit nimmt, ein Essen genießt, langsam isst (nicht schlingt) und dabei gut kaut, der ist in Sachen Verträglichkeit ganz weit vorn. Ein gutes Essen, in netter und ruhiger Umgebung, ohne Telefon oder Fernsehen, ist eigentlich schon der erste Verdauungsschritt. Ihr Magen- und Darmtrakt wird sich freuen.

KEINE SELBSTDIAGNOSE

Natürlich muss eine Histaminintoleranz unbedingt von einem Arzt oder einer Ärztin diagnostiziert werden. Die große Vielfalt der Symptome und der möglichen Auslöser bzw. der Einflussfaktoren tragen dazu bei, dass es sehr anspruchsvoll ist eine korrekte Diagnose zu stellen. Das kann kein Laie selbst vornehmen. Sie können aber dazu beitragen, dass die Ursache zügig(er) gefunden wird. Ein genaues Kennen des eigenen Körpers und seiner Reaktionen macht es mit Sicherheit leichter, die Ursachen ihrer Probleme zu finden.

Sicher werden Sie zu Beginn der Behandlung gefragt, ob Ihre Beschwerden besonders nach dem Verzehr bestimmter Lebensmittel auftreten. Führen Sie dafür – auch schon vor dem Besuch beim Arzt – ein möglichst genaues Ernährungsprotokoll. So können Sie Ihre Beschwerden später umfangreich und detailliert beschreiben. So tragen Sie auch aktiv dazu bei, dass sich das Erstellen einer Diagnose nicht zu lange herauszögert.

Wenn feststeht, dass bei Ihnen eine Histaminintoleranz vorliegt, dann bedeutet das auf keinen Fall den Verzicht auf ein genussvolles Leben oder gar leckeres Essen.

Sicherlich werden Sie in einigen Punkten Ihrer Ernährungsweise eine neue Richtung geben müssen. Auf Ihrem Weg zu dieser Ernährungsumstellung hilft Ihnen das Buch und gibt gute Tipps und stellt schmackhafte Gerichte vor, die sehr gut und genussvoll in einen histaminarmen Speiseplan passen.

HELFEN MEDIKAMENTE EINE HISTAMININTOLERANZ ZU HEILEN?

Es gibt zurzeit keine Medikamente auf dem Markt, die eine Histaminintoleranz komplett heilen könnten. Medikamente können in vielen Fällen aber eine sinnvolle Therapieunterstützung und manchmal auch notwendig sein. Ihr behandelnder Arzt wird Ihnen die Medikamente verschreiben, die für Sie und Ihren Lebensrhythmus passen. Dazu wird auch die genaue Ausprägung Ihrer Erkrankung für oder gegen ein Präparat entscheidend sein. Solche Entscheidungen sollten aber unbedingt Fachleuten überlassen werden, greifen Sie auch hier nicht zur Selbstdiagnose oder Eigenmedikation. Wichtig zu wissen: Sie müssen in jedem Fall eine histaminarme Ernährung einhalten. Nur wenn diese allein nicht ausreicht, um Ihre Beschwerden zu lindern, sollten Sie – in Absprache – zu zusätzlichen Wirkstoffen greifen. Die Reaktionen sind hier von Mensch zu Mensch ganz unterschiedlich, sodass es immer nur individuelle Einzelfalllösungen geben kann.

GIBT ES MEDIKAMENTE, DIE NICHT MIT EINER HISTAMINOSE VEREINBAR SIND?

Zahlreiche, auch frei erhältliche Medikamente können bei Histaminintoleranz problematisch sein. Dazu gehören z. B. Schmerzmittel, die Acetylsalicylsäure enthalten. Diese können als Histaminliberatoren wirken. Blutgerinnungsmittel, Beruhigungsmittel oder Röntgenkontrastmittel können Beschwerden hervorrufen. Sprechen Sie daher mit Ihrem behandelnden Arzt was Sie zukünftig dringend beachten müssen. Allgemeine Hinweise sind in solchen Bereichen nicht hilfreich, sie können manchmal mehr Schaden als Nutzen bringen.

DIE ROLLE VON VITAMIN B_6 UND VITAMIN C BEI EINER HISTAMININTOLERANZ

Vitamin B_6 (Pyridoxin) ist – soweit heute erforscht ist – über das Enzym DAO am Abbau von Histamin im Körper beteiligt. Daher wird in einigen Foren und Artikeln auf eine Zufuhr über Tabletten hingewiesen. Lassen Sie sich besser ärztlich beraten und probieren Sie keine Selbstmedikation.
Vitamin C (Ascorbinsäure) wird als eine Art „Abbaubeschleuniger" von Histamin angesehen.
Hier bitte nicht vergessen: Zitronensaft ist zwar Vitamin-C-reich, aber gleichzeitig ein Histaminliberator. Der Griff zum Medikament sollte auch hier nur auf ärztliche Empfehlung erfolgen.

WIE LÄSST ES SICH MIT HISTAMIN-INTOLERANZ LEBEN?

Mit einer Histaminintoleranz lässt es sich – trotz mancher Einschränkungen – sehr gut leben, wenn Sie darauf achten, bestimmte Lebensmittel zu meiden oder ihren Konsum stark zu limitieren. Sie kennen sich und die Reaktionen Ihres Körpers inzwischen ja schon recht gut. Vielleicht sind manche Lebensmittel für Sie nicht problematisch?! Sprechen Sie sich hier auch immer gut mit Ihrem behandelnden Arzt ab.

Ein entspanntes Verhältnis zu den neuen Ernährungsgewohnheiten macht Ihnen sicherlich vieles leichter. Nicht alles wird Ihnen auf Anhieb gelingen, hier und da werden Unsicherheiten auftauchen, für viele davon finden Sie in diesem Ratgeber sicherlich Lösungsvorschläge. Vielleicht gibt es bei Ihnen in der Umgebung auch eine Gruppe von Menschen mit Nahrungsmittelintoleranzen? Wenn Sie der Typ sind für solche gemeinsamen Gespräche, können diese sicher viel dazu beitragen, die normalen Anfangsschwierigkeiten besser zu meistern. Wenn Sie lieber allein mit sich und der Histaminintoleranz umgehen wollen, finden Sie im Literaturverzeichnis zusätzlich zwei gute Quellen, die auch online seriöse Hilfe anbieten.

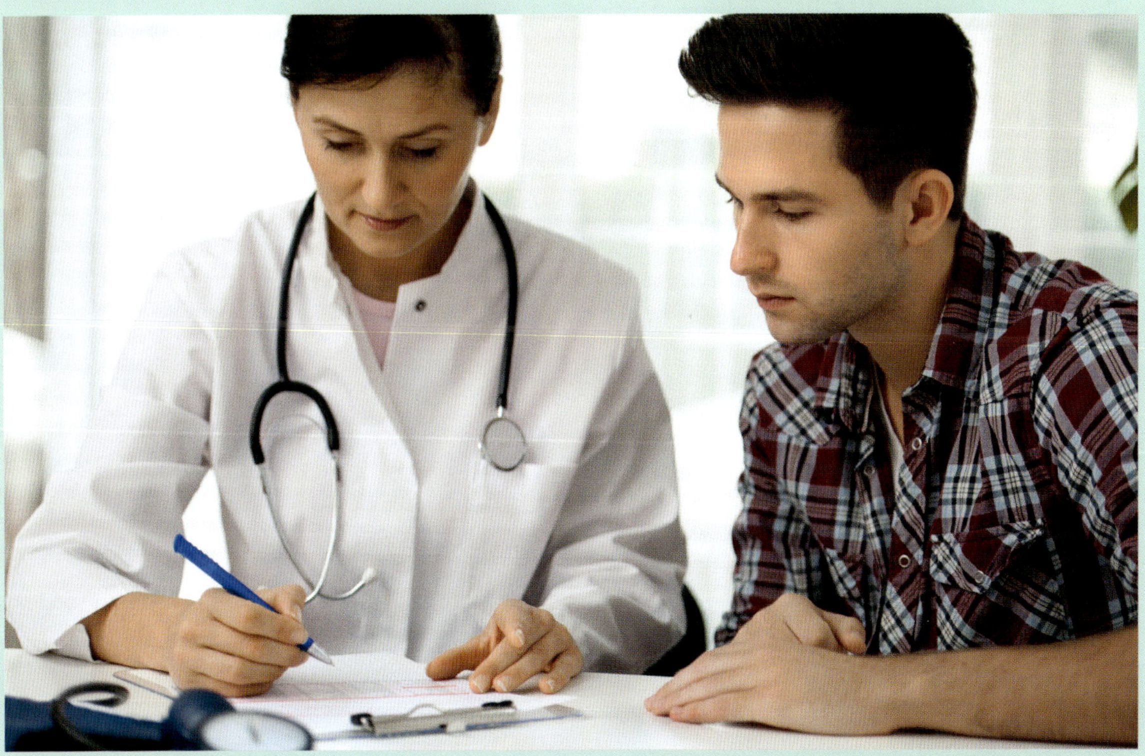

EIN ERNÄHRUNGSPROTOKOLL

Sie können mit Hilfe des Ernährungsprotokolls beobachten, wie Ihr Körper in bestimmten Situationen reagiert. Mit Sicherheit hilft Ihnen das Notieren der verzehrten Lebensmittel und Getränke, um festzustellen welche Lebensmittelkombinationen Sie nicht vertragen. Notieren Sie bitte auch, ob beim Verzehr bestimmter Mengen Symptome zu beobachten sind. Welche Portionsgrößen bereiten Ihnen Probleme?

ERNÄHRUNGSPROTOKOLL: WICHTIG ZU WISSEN

- Bitte führen Sie das Ernährungsprotokoll über mehrere Tage hinweg und möglichst in verschiedenen Situationen, am besten für mindestens zwei Wochen.
- Ändern Sie Ihre Ernährungsgewohnheiten dabei bitte nicht, sondern essen Sie möglichst normal weiter. Nur so lassen sich daraus Schlüsse ziehen. Das gilt natürlich nicht bei stark beeinträchtigenden Reaktionen!
- Tragen Sie die Lebensmittel und Getränke kurz nach dem Verzehr ein, wenn Sie erst abends dazu kommen sollten, dann kann ihr Gedächtnis Sie im Stich lassen, was wiederum das Ergebnis beeinträchtigen kann.
- Notieren Sie zusätzlich noch ein paar Details zum Umstand des Essens: in Eile, in Ruhe, unter Termindruck, mit Freunden etc.
- Heben Sie ggf. die Verpackungen auf, wenn Sie nach dem Verzehr bestimmter Lebensmittel starke gesundheitliche Probleme hatten. Vielleicht sind bestimmte Inhalts- und Zusatzstoffe interessant für die Diagnose.

Ernährungsprotokoll

Wochentag: ______________________

Uhrzeit	Umstände des Essens	Menge	Lebensmittel	Menge	Getränk	Schmerzort	Schmerzstärke
7–8							
8–9							
9–10							
10–11							
11–12							
12–13							
13–14							
14–15							
15–16							
16–17							
17–18							
18–19							
19–20							
20–21							
21–22							
22–23							
23–24							
0–1							
1–2							
2–3							
3–4							
4–5							
5–6							
6–7							

Bewertung der Schmerzstärke: 0 keine Schmerzen; 0–3 leichte Schmerzen; 3–5 lästige Schmerzen; 5–7 starke Schmerzen; 7–9 schlimme Schmerzen; 9–10 stärkste vorstellbare Schmerzen
Notieren Sie bei Fertigprodukten und Nahrungsergänzungsmitteln bitte den Hersteller (Marke, Firma).

Diese Vorlage finden Sie zum Ausdrucken auch auf unserer Homepage unter www.umschau-buchverlag.de.

HISTAMIN IN LEBENSMITTELN

Die Lebensmittellisten in diesem Buch erheben mit Sicherheit keinen Anspruch auf Vollständigkeit. In allen Listen sind die Lebensmittel aber sorgfältig zusammengetragen, die in der Regel von Menschen mit Histaminintoleranz recht gut vertragen bzw. nicht vertragen werden.

Nicht jedes Lebensmittel lässt sich eindeutig in die Gruppe „verträglich" oder „unverträglich" einteilen. Menschen können immer individuell verschieden auf die vermeintlich erlaubten oder verbotenen Lebensmittel reagieren. Nehmen Sie die hier aufgeführten Lebensmittel eher als Richtschnur und entscheiden (oder wissen) Sie selbst, was Sie zusätzlich noch vertragen oder besser meiden müssen. Testen Sie vorsichtig aus, welche Lebensmittel Sie in welchen Mengen vertragen. Das ist aber nur sinnvoll und ungefährlich nach Rücksprache mit dem behandelnden Arzt.
Wenn Sie ein Lebensmittel von diesen Listen definitiv nicht vertragen, dann streichen Sie es zunächst von Ihrem Speiseplan. Wenn Sie aber gute Erfahrungen mit Lebensmitteln gemacht haben, welche hier nicht verzeichnet sind, dann essen Sie diese bitte weiterhin genussvoll.
Weil Histamin in fast allen Lebensmitteln in kleineren (und großen) Mengen vorkommen kann, gilt: Probieren Sie bei möglichst vielen Lebensmitteln selbst aus, ob Sie diese vertragen oder nicht!
Dazu sollten Sie jeweils nur ein Lebensmittel mit unbekannter Wirkung in einer Speise haben oder Sie testen es separat. So können Sie bei der Beurteilung seiner Wirkung sicher sein. Wiederholen Sie diese Tests – insbesondere – mit ihren (Lieblings-)Lebensmitteln durchaus öfter, gerade wenn die ersten Ergebnisse positiv ausgefallen sind. So stellen Sie sich im Laufe der Zeit Ihre eigene Liste von verträglichen oder unbekömmlichen Lebensmitteln zusammen. Das ist ein Aufwand, der sich bestimmt lohnt und natürlich auch dazu beiträgt, sich selbst aktiv mit der Histaminintoleranz zu befassen. (Unter www.umschau-buchverlag.de finden Sie dazu einen Download.)

WAS PASSIERT, WENN UNVERTRÄGLICHE LEBENSMITTEL DENNOCH GEGESSEN WERDEN?

Bei einem versehentlichen oder einmaligen Verzehr von Lebensmitteln, die Sie eigentlich meiden sollten, werden individuell verschiedene Reaktionen auftreten. Für dramatische Verläufe haben Sie sicher einen Verhaltensplan mit dem behandelnden Arzt abgesprochen. Vielleicht steht Ihnen dafür auch ein Medikament zur Verfügung? In der Regel sind die Folgen nicht hochdramatisch, aber achten Sie bei unbekannten Gerichten oder neuen Lebensmitteln stets auf deren Zusammensetzung (vgl. Sie dazu auch die Tipps zum Thema „Auswärts essen?!" auf Seite 34).

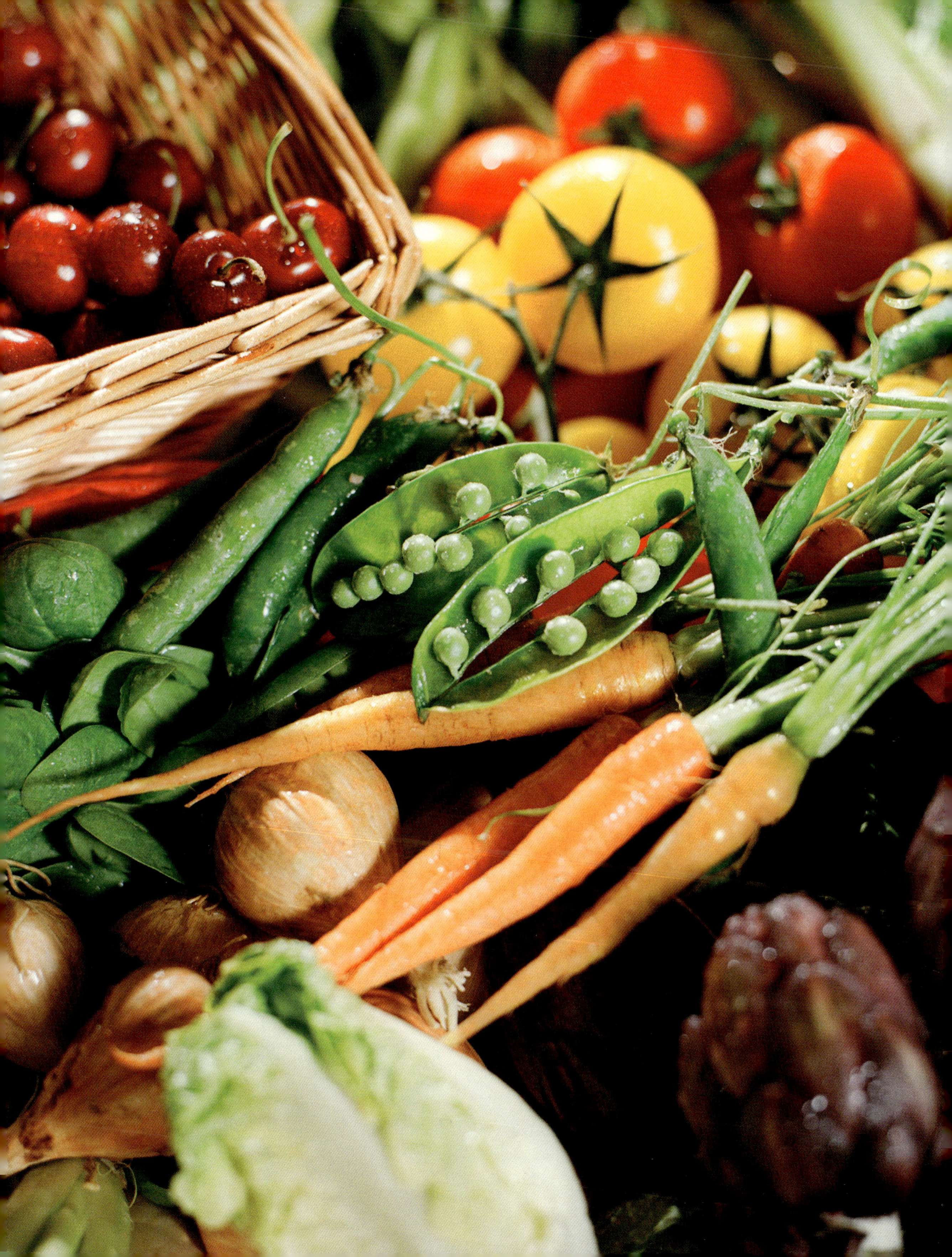

ERLAUBTE LEBENSMITTEL

Beginnen wir mit dem Wichtigsten, mit den Lebensmitteln, die dafür sorgen, dass Sie auch weiterhin genussvoll leben können. Hier sind die Lebensmittel notiert, die in der Regel von vielen Menschen mit Histaminintoleranz gut bis sehr gut vertragen werden. Natürlich sind das Durchschnittsangaben und jeder Mensch reagiert individuell verschieden. Wenn Sie also ein Lebensmittel aus dieser Aufstellung definitiv nicht vertragen, dann streichen Sie es natürlich von Ihrem Speiseplan.

LEBENSMITTEL SIND NACH LEBENSMITTELGRUPPEN SORTIERT, INNERHALB DER GRUPPEN ALPHABETISCH.

Obst

- Achten Sie darauf, dass die Obstsorten nicht überreif sind. Kaufen Sie lieber öfter ein.
- Apfel
- Aprikose
- Brombeere
- Cranberry
- Heidelbeere
- Johannisbeere, schwarz und rot
- Melone (außer Wassermelone)
- Nektarine
- Pfirsich
- Preiselbeere
- Rhabarber
- Sanddorn

Trockenfrüchte

- Bei getrockneten Früchten sollten Sie darauf achten, dass diese nicht weiter behandelt sind, z. B. mit Schwefel für die Farberhaltung.
- Aprikose
- Cranberry
- Dattel
- Rosine

Gemüse

- Blumenkohl
- Bohne, grün
- Brokkoli
- Chinakohl
- Fenchel
- Gurke (Salat-), keine eingelegten Gurken
- Karotte/Möhre
- Kartoffel
- Knoblauch
- Kohl (außer Rosenkohl und Kohlrabi)
- Mais
- Kürbis
- Mangold
- Paprika
- Pastinake
- Peperoni
- Radieschen

LEBENSMITTEL SIND NACH LEBENSMITTELGRUPPEN SORTIERT, INNERHALT DER GRUPPEN ALPHABETISCH.

- Rettich
- Rote Bete
- Salat
- Sellerie
- Spargel
- Süßkartoffel
- Zucchini

Fleisch und Fisch

- Bitte achten Sie beim Kauf von Fleisch und Fisch immer auf absolute Frische. Sie sollten die Lebensmittel möglichst am gleichen Tag verbrauchen, notfalls tiefkühlen, nicht aber länger lagern.
- Ente
- Fisch, sehr frisch
- Hackfleisch, sehr frisch
- Huhn
- Kalbfleisch
- Koch- und Brühwurst
- Putenfleisch
- Rindfleisch

Milch und Milchprodukte

- Frischkäse
- Hüttenkäse
- Sahne

Kräuter

- Basilikum
- Bohnenkraut
- Petersilie
- Salbei
- Schnittlauch

Zum Süßen

- Ahornsirup
- Holunderblütensirup
- Honig

Fette, Öle, Nüsse und Essig

- Kokosfett
- Mandelöl (relativ teuer, eher für Salate)
- Butter
- Kokosnuss(-raspeln)
- Mandel
- Olivenöl
- Rapsöl
- Essig (Alkoholessig, Branntweinessig)

Getreidesorten

- In dieser Gruppe sind auch alle weiteren Produkte des jeweiligen Getreides erlaubt, wie Grieß, Mehl, Nudeln etc. Bei verarbeiteten Lebensmitteln lesen Sie bitte immer gründlich die Zutatenliste durch.
- Dinkel
- Hafer
- Hanfsamen
- Hirse
- Mais
- Quinoa
- Reis

Verschiedenes

- Eigelb
- Marzipan
- Vanille
- Weinsteinbackpulver

Diese Liste finden Sie unter www.umschau-buchverlag.de auch als Download.

NICHT ERLAUBTE LEBENSMITTEL

Natürlich darf in einem Buch über Histaminintoleranz auch eine Liste der verbotenen Lebensmittel nicht fehlen. Sie sollen schließlich wissen, was zukünftig besser nicht mehr auf Ihrer Einkaufsliste stehen sollte. Sie kennen Ihre schwierigen Lebensmittelkandidaten sicher inzwischen auch ganz genau und meiden diese Lebensmittel überwiegend oder komplett.

Haben Sie aber dennoch gute Erfahrungen mit einigen der hier aufgeführten Lebensmitteln gemacht und auf diese dauerhaft nicht reagiert? Dann fragen Sie den behandelnden Arzt, ob Sie diese auch weiterhin in kleinen Mengen essen dürfen. Es wäre doch schade auf etwas zu verzichten, was Sie gerne mögen und gut vertragen.
Die folgende Tabelle ist so aufgebaut, dass Sie erkennen können, welche Lebensmittel Sie aus welchem Grund meiden sollten. Sicherlich spielt es in der Konsequenz keine Rolle, warum Sie auf Lebensmittel X oder Y verzichten müssen, aber Sie können in der Tabelle sehen, was für unterschiedliche Ursachen Ihre Beschwerden haben.

LEBENSMITTEL, DIE DAS ENZYM DAO BLOCKIEREN

- Alkohol
- Mate-Tee
- schwarzer und grüner Tee
- Kakao
- Energydrinks

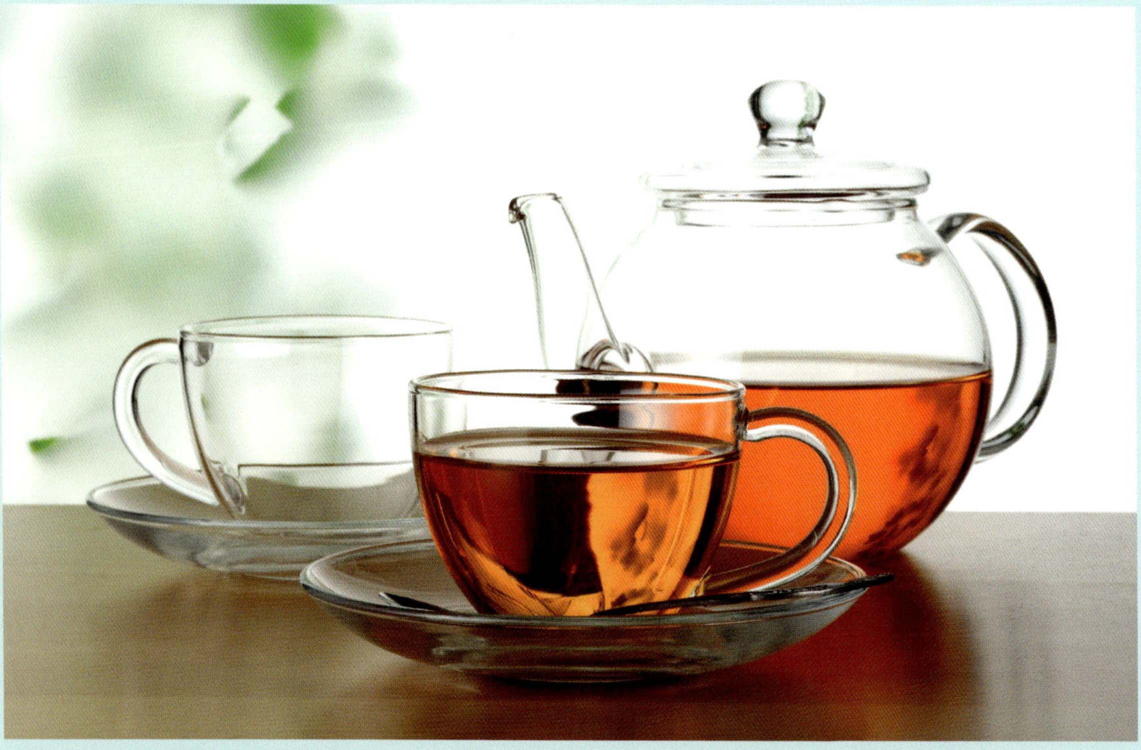

Meiden Sie diese Lebensmittel bei Histaminintoleranz

Histaminliberatoren (Seite 16)	**Tyraminhaltige Speisen (Seite 16)**	**Serotoninhaltige Speisen (Seite 16)**	**Histaminreiche Lebensmittel**
	Bananen	Banane	
Zitrusfrüchte			
Papaya			
Kiwi			
Ananas		Ananas	
Erdbeere			
	Avocado	Avocado	
Schweinefleisch	Leber		Salami
	Hering		
Schalentiere			
	Sardelle		
			Thunfisch
Eiweiß			
	gereifte Wurst		geräucherter Schinken
	Sauerkraut		Sauerkraut
	lange gereifter Käse		Emmentaler
			Gouda
			Camembert
			Cheddar
			Parmesan
Alkohol	Rotwein		Wein und Sekt
			(Weiß-)Bier
Nüsse, außer Mandeln	Walnüsse	Walnüsse	
Kakao und Schokolade	Kakao und Schokolade	Kakao und Schokolade	
Tomate		Tomate	
	Bohne		
Spinat			Aubergine
Lakritz			
Glutamat			
			Sojasauce
Hülsenfrüchte			

Diese Liste finden Sie unter www.umschau-buchverlag.de auch als Download.

HISTAMIN IM ALLTAG – WAS MUSS ICH BEACHTEN?

Was Sie im Alltag zum Thema Histamin in Lebensmitteln wissen sollten, ist im Folgenden zusammengestellt. Histamin findet sich in fast allen Lebensmitteln, Pflanzen und Bakterien, wenn auch in unterschiedlich hoher Konzentration. Nur Wasser ist eines der seltenen histaminfreien Lebensmittel.

Histamin findet sich in besonders hoher Konzentration in langsam gereiften Käse- und Wurstsorten. Das Histamin entsteht beim Reifungsprozess des jeweiligen Produktes. Dieser besondere Herstellungsprozess bringt nicht nur den typischen Geschmack eines Lebensmittels hervor, z. B. bei einer Salami, sondern erhöht auch den Histamingehalt.

- Histamin kann auch direkt im Lebensmittel gebildet werden, wie es bei einigen Obst- und Gemüsesorten der Fall ist, z. B. bei Tomaten.
- Histamin ist mitunter auch als Geschmacks- und Aromastoff in Lebensmitteln anzutreffen, das Lesen der Zutatenliste bei Fertigprodukten wird ab jetzt zur Pflicht.
- Histamin entsteht als Nebenprodukt bei der alkoholischen oder milchsauren Gärung. Das bedeutet, dass insbesondere Rotwein nicht mehr in die engere Getränkeauswahl gehört. Sauerkraut oder milchsauer eingelegte Gemüsesorten sollten ebenfalls vom Speiseplan gestrichen werden.
- Die Frische und die Zubereitung der Lebensmittel spielen eine wichtige Rolle bei der Histaminintoleranz. Wichtig zu wissen: Histamin ist hitze- und kältestabil, kann sich allerdings während des bakteriellen Reifungsprozesses in Lebensmitteln anreichern. Deswegen sind auch gereifte Käse- und Wurstsorten problematisch für Menschen mit Histaminintoleranz. Das gilt auch für Gewürzgurken oder Mixed Pickles.
- Der Histamingehalt frischer Nahrungsmittel und Speisen ist somit deutlich geringer als von aufgewärmtem Essen. Achten Sie bitte darauf, dass Sie Speisen nicht unnötig lange warm halten. Kühlen Sie diese lieber zügig ab. Frieren Sie die übrig gebliebenen Speisen umgehend ein, statt diese länger im Kühlschrank aufzubewahren. Das ist eine zusätzliche Sicherheitsmaßnahme bei Histaminintoleranz.
- Achten Sie zukünftig beim Kauf genauer auf das Mindesthaltbarkeitsdatum (MHD). Bei allen Produkten sollte dieses möglichst weit in der Zukunft liegen. Je näher das MHD, desto länger ist das Produkt schon gereift, ein unerwünschter Vorgang bei Histaminintoleranz.
- Diverse Mikroorganismen, dazu zählen auch die nützlichen Bakterien und Hefen, sind überall in der Umgebung vorhanden. Wenn allerdings zu viele Keime auf ein Lebensmittel gelangen (oder bereits in ihm enthalten sind), dann beschleunigt das auch den Vorgang der Histaminbildung.
- Speisen, in kleinen Portionsschalen eingefroren und gut beschriftet (mit Datum!), lassen sich später ganz schnell wieder auftauen und erwärmen. Sie verhindern so eine Anreicherung von möglichen Bakterien frühzeitig.

- Generell gesagt enthalten pflanzliche Lebensmittel (Obst, Gemüse, Kräuter, Salat, Getreideprodukte) recht wenig Histamin. Eine Ausnahme von dieser Regel bilden die folgenden Gemüsesorten: Tomaten, Auberginen und Spinat. Alle Lebensmittel, denen bei der Herstellung Mikroorganismen zugesetzt werden, sind ebenfalls zu meiden, das bedeutet den weitgehenden Verzicht auf Sauerkraut, eingelegtes Gemüse usw.
- Pflanzliche Lebensmittel mit einem hohen Gehalt an anderen biogenen Aminen (vgl. Tabelle „Meiden Sie diese Lebensmittel bei Histaminintoleranz", Seite 28) sind ebenfalls vom Speiseplan zu streichen. Achten Sie besonders darauf, dass Sie Bananen, Ananas, Papaya und einige Nusssorten weglassen. Vermeiden Sie auch den Genuss von Obstsäften aus Zitrusfrüchten. Die Obstsorten, die Sie verzehren, sollten nicht überreif sein.
- Fischsorten wie Makrele, Hering, Sardelle und Thunfisch sollten Sie in ihrer täglichen Ernährung stark einschränken, besser noch Sie meiden sie ganz. Anstelle von konserviertem Fisch (geräuchert, getrocknet, gesalzen) besser frischen oder tiefgefrorenen Fisch verwenden.
- Bei Milch und Milchprodukten sind Produkte wie Frischkäse, Speisequark und Butterkäse bekömmlicher. Bevorzugen Sie daher jungen Käse gegenüber altem, lange gereiftem Käse. Viele gereifte Hartkäsesorten, aber auch Camembert, Schimmelkäse und Harzer Roller sind bei Histaminintoleranz zu meiden. Gut zu wissen: Der höchste Gehalt an biogenen Aminen befindet sich im Rindenbereich.
- Koch-, Brat- und Brühwurst sind gegenüber anderen Wurstsorten zu bevorzugen. Rohwurstsorten wie Salami, Mettwurst, roher Schinken, Landjäger oder Cervelatwurst sollten nicht gegessen werden.
- Das Thema Hefe wird im Zusammenhang mit Histaminintoleranz besonders heftig diskutiert. Sie sollten sich beobachten. Vertragen Sie Hefeprodukte oder eher nicht? Dann sollten Sie diese entsprechend meiden oder in gewissem Umfang weiter essen. Sauerteigbrote können manchen Menschen ebenfalls Probleme bereiten. Wenn beides nicht vertragen wird, dann empfiehlt es sich, die Ernährungsgewohnheiten, besonders für Frühstück und Abendbrot, nachdrücklich umzustellen (siehe Rezepte ab Seite 52).

- Tomaten sind in jeder Form zu vermeiden, das gilt auch für aus Tomaten hergestellte Produkte wie Tomatenmark und -ketchup oder -saft. Achtung: Die meisten Fertigpizzen haben eine Tomatensaucenschicht! Achten Sie beim Einkauf darauf oder stellen Sie lieber selbst Pizza her (siehe Rezept auf Seite 44).
- Sie sollten Ihren Alkoholkonsum möglichst stark einschränken. Kleine Mengen Weißwein oder Pils sind im Allgemeinen deutlich besser verträglich als der Genuss von Rotwein, Sekt (wegen des Kohlensäuregehaltes) oder Weißbier. Wer es etwas hochprozentiger mag, sollte klare Schnäpse den süßen Likören gegenüber bevorzugen.
- Auf Kakao und Schokolade sollten Sie ganz verzichten.
- Fertigprodukte und Konserven sollten Sie nur verwenden, wenn Sie sich sicher sind, dass Sie diese gut vertragen. Es ist wichtig zwischenzeitlich immer mal wieder das Zutatenverzeichnis zu lesen. Hersteller verändern schon mal ihre Inhaltsstoffe ohne diese Rezepturangaben ausdrücklich zu kennzeichnen!
- Es gibt auch Menschen mit Histaminintoleranz, die Joghurt nicht gut vertragen. Dieser wird mit Hilfe von Milchsäurebakterien hergestellt (z. B. mit Hilfe von Lactobacillus bulgaricus oder Streptococcus thermophilus). Wer hier eine Unverträglichkeit an sich feststellt, sollte auf Quark umsteigen. Quark wird zumeist gut vertragen, er kann mit Milch oder Mineralwasser vermischt werden, damit er ein wenig seine festere Konsistenz verliert.
- Wer Eiklar (bzw. Eiweiß) nicht gut verträgt, sollte beim Kauf von z. B. Nudeln oder Kuchen und Gebäck darauf achten, dass diese Produkte ohne Eier hergestellt worden sind.

HISTAMIN IN FERTIGPRODUKTEN

Histamin ist in Fertigprodukten nicht automatisch in höheren Mengen anzutreffen als in selbst hergestellten Speisen. Histamin ist ja kein Zusatzstoff. Was aber macht die Verwendung von Fertigprodukten trotzdem problematisch?
Zum einen ist nicht sofort klar ersichtlich, was für Lebensmittel überhaupt in einem Fertigprodukt enthalten sind. Als Verbraucher haben Sie zwar die Möglichkeit, (vor dem Einkauf) alle Zutatenlisten gründlich zu lesen, allerdings ist das ein sehr aufwendiges Verfahren und mitunter eine Wissenschaft für sich. Leichter wird das Leben dadurch sicher nicht. Sie müssen auch bisher gut vertragene Produkte immer wieder gründlich unter die Lupe nehmen, denn auch Zutaten und Rezepturen können sich ändern, ohne dass ausdrücklich darauf hingewiesen wird.
Zum anderen entsteht auch in Lebensmitteln, die in Konserven haltbar gemacht sind, im Laufe der Lagerung mehr Histamin. Und obwohl das Zubereiten von Speisen vielen – bisher noch ungeübten Küchenanfängern – als umständlich und langwierig erscheint, ist es bei einer Histaminintoleranz die beste Möglichkeit, sich möglichst histaminarm zu ernähren.
Mit immer mehr Übung geht das immer einfacher – je öfter Sie kochen, desto seltener müssen Sie in Ihre „Erlaubt"- und „Nicht erlaubt"-Listen schauen. Wenn Sie „Ihre" Lebensmittel kennen und mit diesen umgehen können, dann lassen sich etliche Gerichte auch in größeren Mengen produzieren und anschließend bequem einfrieren. So haben Sie immer einen kleinen Vorrat für die eiligen Momente im Leben. Der Kauf von Fertiggerichten gehört damit der Vergangenheit an.

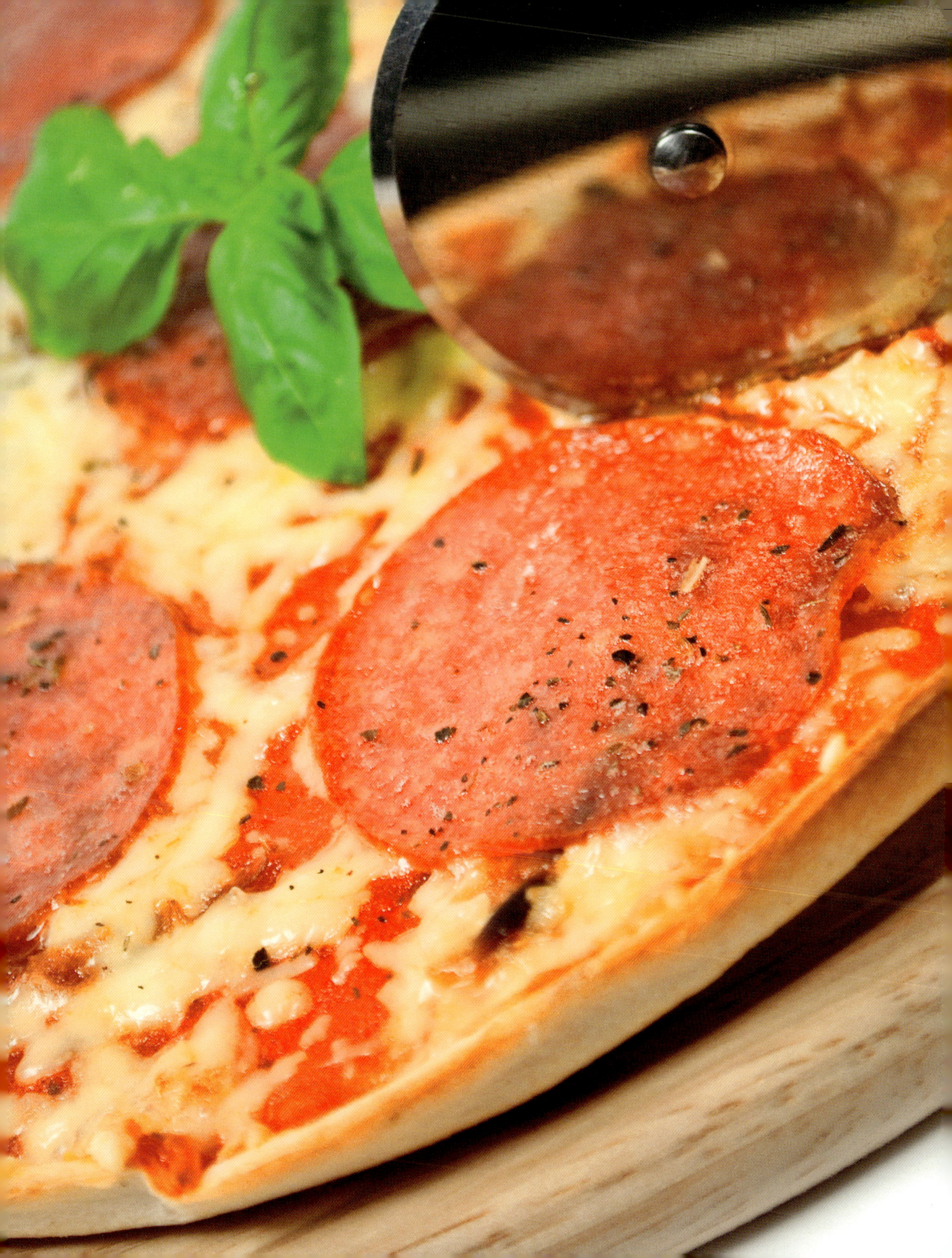

AUSWÄRTS ESSEN?!

Keine Angst, das funktioniert! Versuchen Sie sich vor dem Essen im Restaurant oder bei Freunden, bei einem Geschäftsessen oder einer Party genau über die Speisefolge zu informieren. Ist das nicht möglich oder nicht angebracht, dann essen Sie nur die Gerichte und Produkte, die Sie eindeutig erkennen.

ESSEN BEI FREUNDEN

Gerichte, deren Bestandteile Sie nicht genau erkennen können, meiden Sie besser. Das sind z. B. Aufläufe, Teigtaschen oder Salate mit viel Mayonnaise, da die Mayonnaise häufig andere im Salat enthaltene Zutaten unter der weißen Creme versteckt. Ein Salat oder ein Auflauf kann Schimmelkäse oder Tomaten enthalten. Bei einem festgelegten Essen für alle Gäste bzw. einer Menüfolge sollte es kein Problem sein, die Gastgebenden vorher über Ihre bestehende Histaminintoleranz zu informieren. Das ist sicher sinnvoller, als wenn Sie komplette Teller unangetastet zurückgeben müssen. Außerdem: Viele Menschen müssen heutzutage (aus unterschiedlichen Gründen) auf ihr Essen in besonderem Maß achten.
Sicher freuen sich die Gastgeber, wenn sie von Ihnen eine Liste bekommen, was erlaubt ist oder welche Lebensmittel gemieden werden sollten. Diese kann dann bei der Zubereitung des Essens im Blick gehalten oder an das entsprechende Restaurant weitergegeben werden.

ESSEN IM RESTAURANT ODER DER KANTINE

Sind Sie beruflich viel unterwegs und essen dadurch oft auswärts? In Ihrer eigenen Stadt werden Sie sicher die Lokale kennen, in denen Sie unproblematisch und direkt von der Speisekarte bestellen können. Die betriebseigene Mittagsversorgung wird Ihnen ebenfalls geläufig sein, genau wie das Essensangebot in der näheren Umgebung. Sind Sie Gast und können das Restaurant nicht selber auswählen? Für solche Anlässe empfiehlt es sich, dass Sie sich die Speisen notieren, die Sie in der Regel gut vertragen. Eine solche Gedächtnisstütze macht für Sie das Studieren einer Speisekarte an unbekannten Orten mit Sicherheit leichter und entspannter.
Ein Tipp: Geflügelfleisch sollte auf vielen Speisekarten gut zu finden sein, verzichten Sie hierbei lieber auf eine Sauce. Gegrillt oder gedämpft ist Geflügel stets leicht erhältlich. Viele Gemüsesorten oder Salatzutaten können Sie ebenfalls ohne Probleme gut vertragen, Sie kennen ja Ihre Favoriten. Vergessen Sie aber nicht zu erwähnen: „Bitte ohne Tomaten", diese werden immer gerne zu Dekorationszwecken verwendet. Nudeln, Kartoffeln oder Reis rufen zumeist auch keine negativen Reaktionen hervor. So haben Sie für solche Fälle immer ein Essen im Kopf (und auf dem Teller), welches sich ohne große Umstände von nahezu jeder Küche realisieren lässt. Zugegeben, das möchten Sie nicht jeden Tag essen, aber es ist manchmal einfacher einen solchen „Grillteller" zu bestellen, als ständig die eigene Krankengeschichte erzählen zu müssen.
Für vegetarisch lebende Menschen empfiehlt es sich auch, auf Nudeln, Kartoffeln oder Reis zurückzugreifen, dazu einige Sorten Ihres Lieblingsgemüses, vielleicht vom Grill oder als Salat. Achtung bei Pizza oder Nudeln, die sind zwar oft vegetarisch, aber dafür auch häufig mit Tomaten(-produkten) auf der Speisekarte anzutreffen.

EINFÜHRUNG ZU DEN REZEPTEN

Denken Sie bitte daran: Alle Menschen reagieren unterschiedlich, das gilt auch bei Histaminintoleranz. Wenn Sie in den Rezepten eine Zutat entdecken, die Sie individuell nicht vertragen, dann legen Sie das Buch nicht gleich beiseite ...
Sie werden sicherlich dennoch viele neue Zubereitungen entdecken und Ideen bekommen, wie Sie ein leckeres Rezept auf sich selbst zuschneiden können.
Nicht alle Rezepte werden auch von den äußerst histaminempfindlichen Menschen durchgehend gut vertragen. Das Hauptaugenmerk der Rezepte liegt auf der Verwendung weitgehend histaminarmer/-freier Zutaten. Wenn für Sie schon kleinste Mengen Histamin problematisch sind (z. B. in frischen Produkten wie Joghurt, Sauerrahm, Schmand oder Crème fraîche), müssen Sie bei einigen Rezepten diese Zutaten weglassen oder durch Produkte ersetzen, die Sie gut vertragen.
Wer auch Lebensmittel konsequent meiden muss, die einen nennenswerten Anteil an Histaminliberatoren enthalten (z. B. Zitronensaft, Eiklar, Kurkuma, Curry, Zwiebel, Ingwer, Algen), wird manche Rezepte nicht eins zu eins nachkochen können. Bitte fassen Sie dann diese Rezepte als Ideengeber auf und wandeln sie individuell, Ihrem Krankheitsbild entsprechend ab. Eine gute Liste mit Histaminliberatoren finden Sie auf der SIGHI-Seite, diese sind in der Lebensmittelliste mit „L" markiert (http://www.histaminintoleranz.ch/download/SIGHI-Lebensmittelliste_HIT.pdf).
Bitte achten Sie darauf, dass sämtliche Trockenfrüchte stets nicht geschwefelt oder anderweitig konserviert sind. Beim Kauf von Sahne oder Frischkäse achten Sie darauf, dass diese nicht die Zusatzstoffe E407 (Carrageen) und/oder E410 (Johannisbrotkernmehl) enthalten. Die heutzutage selten erhältliche, naturbelassene Sahne ist hingegen verträglich. Achten Sie darauf, dass das verwendete Salz nicht jodiert ist, Jod ist mastzellaktivierend. Wenn nicht sichergestellt ist, dass das verwendete Hackfleisch oder der Fisch wirklich absolut frisch sind, sollten Sie bei starker Empfindlichkeit lieber vorwiegend vegetarisch essen.

WICHTIGE INFORMATIONEN

- Echtes Vanillepulver ist eine lohnende Investition. Sie ersparen sich viel Mühe und haben immer eine Prise zur Hand, ohne eine Schote auskratzen zu müssen.
- Wenn Sie Apfelsaft verwenden, kaufen Sie möglichst gute Qualität, vielleicht aus heimischen Gärten. Diese Sorten ermöglichen Ihnen immer wieder ein neues Geschmackserlebnis.
- Achten Sie beim Kauf von Eiern auf Freilandhaltung.
- Der Hinweis „TK" deutet auf ein Tiefkühlprodukt. Insbesondere Kräuter und Früchte sind im Winter tiefgekühlt eine schöne Abwechslung. Dennoch gilt die Faustregel: Kaufen Sie möglichst saisongerecht und aus der Region.
- Wenn Sie keinen Knoblauch vertragen oder mögen, dann lassen Sie diesen einfach weg. Das Gleiche gilt auch für Zwiebeln, bitte in diesem Fall weglassen oder die Menge deutlich reduzieren.

SAISONKALENDER DER ERLAUBTEN OBST- UND GEMÜSESORTEN

Schlagen Sie hier nach, welche Ihrer Lieblingsobst- oder -gemüsesorten zu welchem Zeitraum (Haupt-)Saison hat. Natürlich bekommen Sie bei uns in den Supermärkten inzwischen (fast) jede Sorte zu (fast) allen Jahreszeiten. Das betrifft aber nur die reine Verfügbarkeit.

Einen guten Eigengeschmack, eine breite Sortenvielfalt und günstigere Preise erhalten Sie eher auf den Grün- und Wochenmärkten in Ihrer Umgebung. Wenn Sie dort noch direkt beim Erzeuger kaufen, dann spielt die Saison eine wichtige Rolle. Natürlich spielt das Wetter den Erzeugern auch immer wieder mal einen Streich, nicht immer hält sich die Natur an feste Zeiten, aber als Faustzahlen bieten die folgenden Angaben in jedem Fall eine gute Unterstützung.

Saisonkalender der erlaubten Obstsorten

Obstsorte	**Hauptsaison**	**Anmerkungen**
Apfel	August bis Oktober	verfügbar in guter Qualität rund ums Jahr
Aprikose	Juli bis August	ab Mai bis maximal September
Brombeere	August bis September	ab Juni bis maximal Oktober
Heidelbeere	Juli bis August	ab Mai/Juni bis maximal Oktober
Johannisbeere	Juli bis August	ab Juni bis maximal Oktober
Melone (keine Wassermelone)	August bis September	verfügbar in guter Qualität rund ums Jahr
Nektarine	August bis September	ab Mai bis maximal Oktober
Pfirsich	August bis September	ab Mai bis maximal Oktober
Preiselbeere	August bis Oktober	ab Juni bis maximal Oktober/November
Rhabarber	Mai bis Juni	ab Mai bis maximal Juli
Sanddorn	November bis Dezember	

Saisonkalender der erlaubten Gemüsesorten

Gemüsesorte	Hauptsaison	Anmerkungen
Blumenkohl	Juni bis Oktober	verfügbar in guter Qualität rund ums Jahr
Bohne, grün		
Brokkoli	Juni bis Oktober	verfügbar in guter Qualität rund ums Jahr
Chinakohl	August bis November	verfügbar in guter Qualität rund ums Jahr
Fenchel	August bis Oktober	verfügbar in guter Qualität rund ums Jahr
Gurke (Salat-)	Juni bis September	verfügbar in guter Qualität rund ums Jahr
Karotte/Möhre	Juni bis Oktober	verfügbar in guter Qualität rund ums Jahr
Kartoffel	Juni bis Oktober	verfügbar in guter Qualität rund ums Jahr
Knoblauch		verfügbar in guter Qualität rund ums Jahr
Kohl (kein Rosenkohl und kein Kohlrabi)	Mai/Juni und September bis November	verfügbar in guter Qualität rund ums Jahr
Mais		
Kürbis	September bis November	
Mangold	Juni bis September	
Paprika	August bis Oktober	verfügbar in guter Qualität rund ums Jahr
Pastinake	August bis Oktober	
Peperoni	August bis Oktober	verfügbar in guter Qualität rund ums Jahr
Radieschen	Mai bis Oktober	verfügbar in guter Qualität fast rund ums Jahr
Rettich	Mai bis Oktober	verfügbar in guter Qualität fast rund ums Jahr
Rote Bete	September bis November	verfügbar in guter Qualität fast rund ums Jahr
Salat	Mai/Juni bis Oktober	viele Sorten sind verfügbar in guter Qualität rund ums Jahr
Sellerie	Juli bis November	verfügbar in guter Qualität rund ums Jahr
Spargel	Mai bis Juni	
Süßkartoffel		verfügbar in guter Qualität fast rund ums Jahr
Zucchini	Juli bis Oktober	verfügbar in guter Qualität fast rund ums Jahr

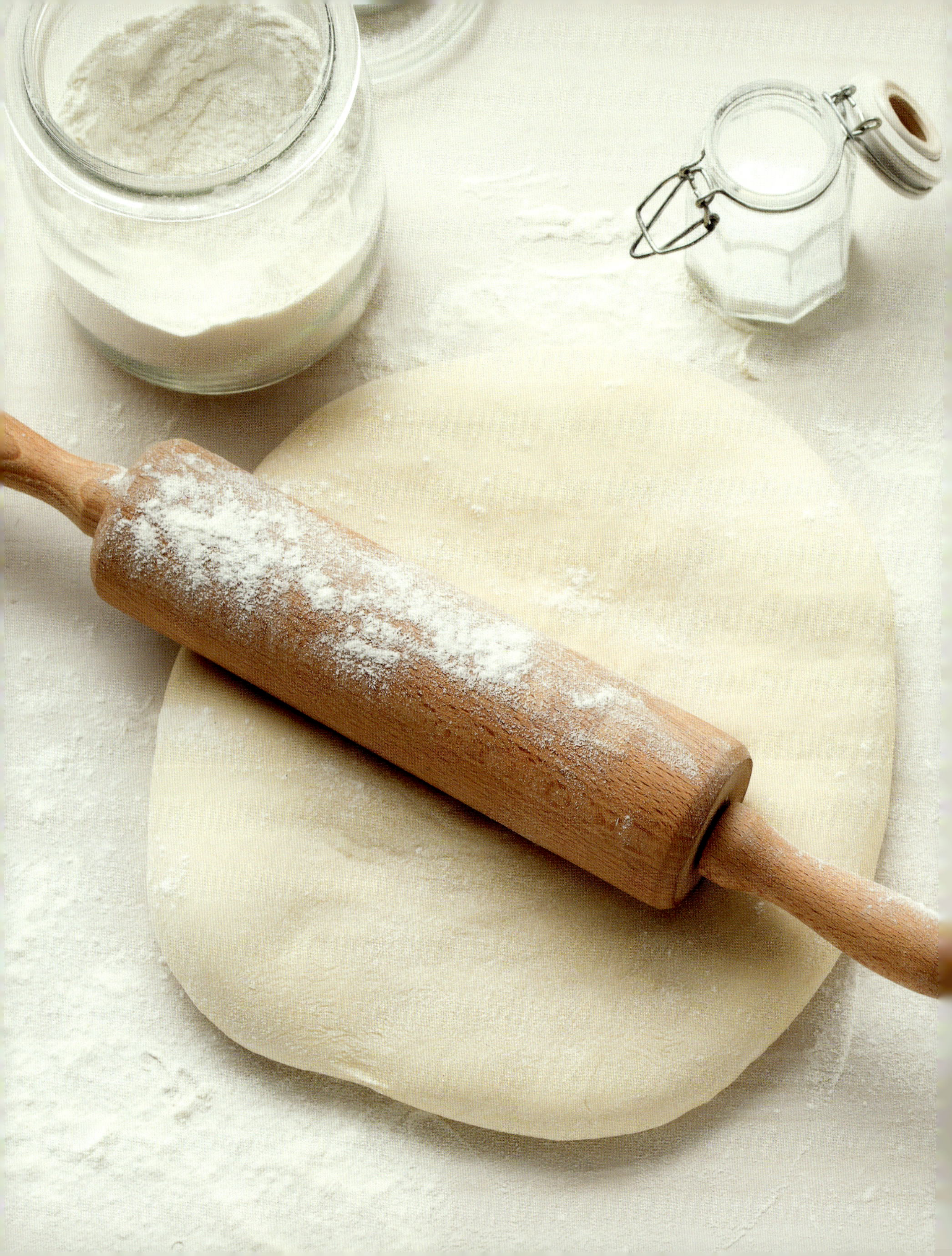

Strudel, Pizza und Tartes

Die folgenden Grundrezepte für Pizza, Strudel und Tartes sollen Sie ermuntern, mit den bekömmlichen Lebensmitteln Ihres Speiseplans selbständig neue Zubereitungsarten zu entdecken. Ob süß oder herzhaft – lassen Sie sich am besten von Obst und Gemüse der Saison inspirieren.

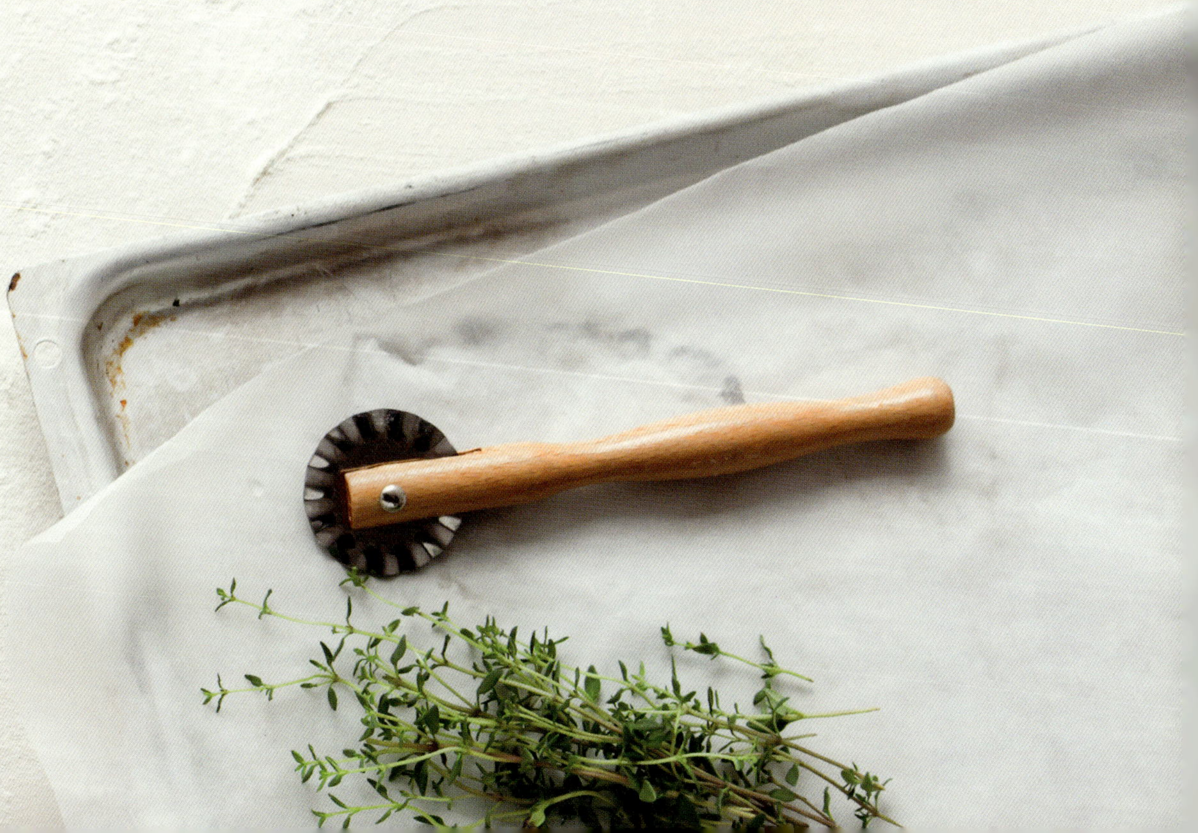

APFELSTRUDEL

FÜR 4–6 PORTIONEN

Für die Füllung

- 2–3 EL Rosinen nach Belieben
- etwas Saft oder Wasser
- etwas Zimtzucker
- 8 mittelgroße Äpfel (z. B. Boskop)
- etwas Zitronensaft

Für den Strudelteig

- 300 g Mehl
- 3 EL Rapsöl
- 1 Prise Salz (für einen pikanten Strudel etwas mehr)
- Mehl zum Ausrollen

1 Die Rosinen mit Saft oder Wasser und etwas Zimtzucker mischen und ca. 1 Stunde ziehen lassen.
2 Inzwischen für den Teig das Mehl mit 130 ml Wasser, Öl und Salz mischen und mit dem Mixer oder den Knethaken des Handrührgeräts zu einem glatten Teig verarbeiten. Den Teig anschließend kräftig mit den Händen durchkneten, gerne auch auf die Arbeitsfläche schlagen, bis er elastisch ist. Dann den Teig zu einer Kugel formen und am besten unter einem Topf ca. 30 Minuten ruhen lassen.
3 Den Backofen auf 180 °C vorheizen. Die Äpfel schälen, vierteln, entkernen und fein Würfeln. Damit sie nicht braun werden, mit etwas Zitronensaft beträufeln. Anschließend den Teig auf einem (dünn) mit Mehl bestäubten Geschirrtuch ca. 5 mm dick ausrollen. Den Teig von der Mitte über die Handrücken zu einem Rechteck auseinanderziehen. Eine Strudelteigregel besagt, dass man durch einen perfekt ausgezogenen Teig eine Zeitung lesen können soll.
4 Äpfel und Rosinen vermengen. Den Strudel mit der Apfelmischung füllen und dabei einen ca. 5 cm breiten Rand frei lassen. Die Seitenränder über die Füllung schlagen und den Teig mithilfe des Geschirrtuchs aufrollen. Den Strudel mit der Naht nach unten auf ein mit Backpapier belegtes Backblech setzen und im vorgeheizten Backofen auf der mittleren Schiene je nach Füllung 30–40 Minuten backen. Den fertigen Strudel nach Belieben mit Schlagsahne oder Vanillesauce ofenfrisch servieren.

TIPP: Beim Strudelteigmachen keine Ringe, Uhren oder andere Schmuckstücke tragen. Daran könnte der Teig hängen bleiben und dann zerreißen.
Spülen Sie den Topf, unter dem Sie den Teig ruhen lassen, vorher am besten mit kochendem Wasser aus, so ist der Teig anschließend noch besser zu verarbeiten!
Als Füllung eignet sich alles, was Sie gerne essen: süß oder salzig, Gemüse oder Obst, mit oder ohne Fleisch. Eine Füllung darf gerne cremig, aber nicht zu „nass" sein, damit der Strudelteig auch schön durchgaren kann.

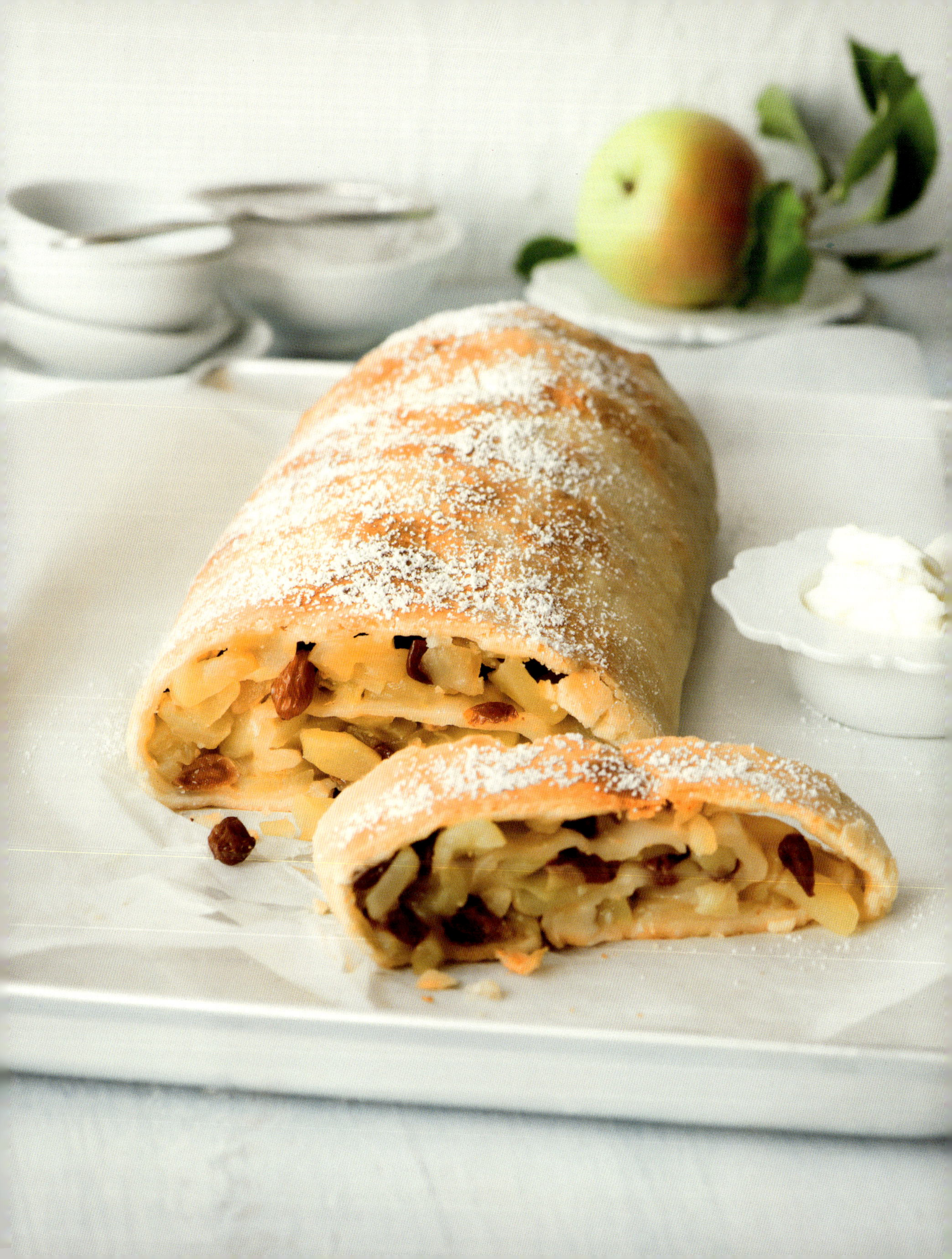

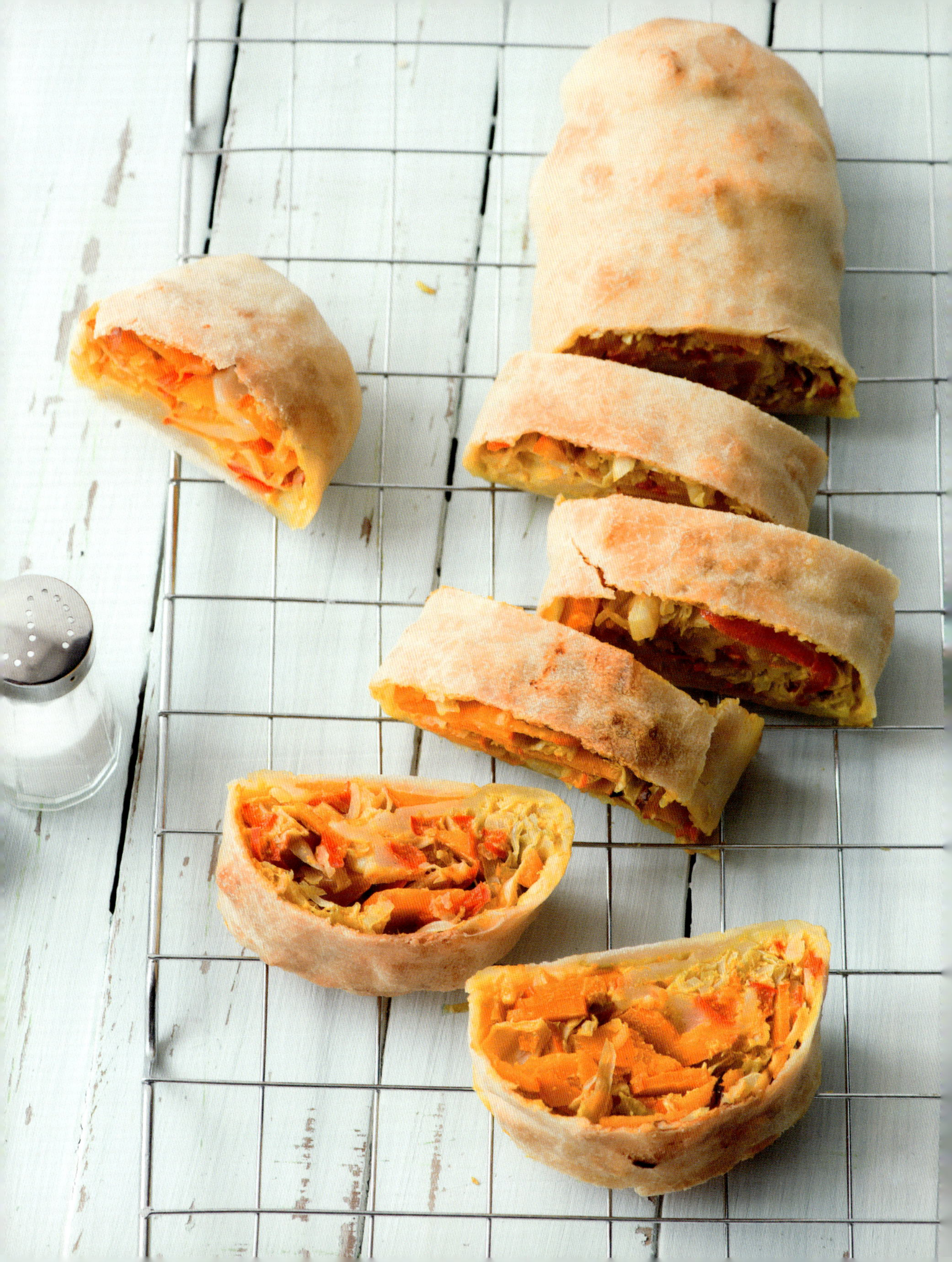

GEMÜSESTRUDEL

FÜR 4–6 PORTIONEN

- 350 g Weiß- oder Spitzkohl
- 2 mittelgroße rote Paprika
- 350 g Kürbis
- 1 EL Olivenöl
- 150 g Schmand
- 1 Ei (Größe M)
- 1 TL gemahlene Kurkuma
- 1 TL gemahlener Kreuzkümmel
- 1 TL gemahlener Kümmel
- 1 Strudelteig (siehe Seite 40)
- 3 EL Semmelbrösel
- 2 EL Butter, zerlassen
- Salz, gemahlener schwarzer Pfeffer
- Mehl zum Ausrollen

1 Den Kohl putzen und die äußeren Blätter entfernen. Den Kohl halbieren, den Strunk entfernen und die Blätter in schmale Streifen schneiden. Die Paprika waschen, halbieren, putzen und in feine Streifen schneiden. Den Kürbis entkernen, je nach Sorte schälen und das Fruchtfleisch in kleine Würfel schneiden.

2 Das Öl in einer Pfanne erhitzen und den Kürbis darin leicht andünsten. Mit Salz und Pfeffer würzen, 3 EL Wasser hinzufügen und alles zugedeckt ca. 10 Minuten weiterdünsten. Dann Kohl und Paprika dazugeben, noch ca. 5 Minuten garen und alles in der Pfanne etwas abkühlen lassen. Schmand, Ei und Gewürze mischen, mit Salz und Pfeffer würzen und anschließend unter das Gemüse heben.

3 Den Backofen auf 180 °C vorheizen. Den vorbereiteten Strudelteig auf der bemehlten Arbeitsfläche ca. 5 mm dick ausrollen und dann von der Mitte über die Handrücken zu einem Rechteck auseinanderziehen. Auf ein leicht bemehltes Geschirrtuch legen und die Semmelbrösel gleichmäßig auf dem Teig verteilen. Die Füllung daraufgeben und einen ca. 5 cm breiten Rand lassen. Die Seitenränder über das Gemüse schlagen und den Teig mithilfe des Geschirrtuchs aufrollen. Den Strudel mit der Naht nach unten auf ein mit Backpapier belegtes Backblech legen, mit zerlassener Butter bestreichen und im vorgeheizten Backofen auf der mittleren Schiene 40–50 Minuten backen.

PIZZA MIT PESTO

FÜR 4–6 PORTIONEN

Für den Pizzateig

- 8 g Trockenhefe (ca. 1 ½ gestr. TL)
- 400 ml handwarmes Wasser
- 25 g Olivenöl
- 600 g Mehl
- 8 g Zucker (1–2 TL)
- 12 g Salz (ca. 2 TL)
- Mehl zum Ausrollen

Außerdem

- 1 Kugel Mozzarella
- 1 fertiges Pesto (siehe Seite 56)
- 1–2 EL Olivenöl zum Beträufeln
- einige Blättchen frisches Basilikum

1 Für den Teig die Hefe in eine große Schüssel geben, das Wasser zugießen und beides gut verrühren. Öl, Mehl, Zucker und Salz dazugeben und alles gut verrühren, nicht kneten. Den Teig zugedeckt bei Raumtemperatur ca. 45 Minuten ruhen lassen, er sollte dann etwas aufgegangen sein.
2 Anschließend den Teig auf die bemehlte Arbeitsfläche geben und in die gewünschten Mengen teilen, z. B. vier Stücke für vier Pizzen. Jedes Teigstück zu einem Ball formen, mit Folie zudecken und bei Raumtemperatur nochmals ca. 15 Minuten gehen lassen.
3 Den Backofen auf 250 °C vorheizen. Die Teigbälle ausrollen und auf ein mit Backpapier belegtes Backblech setzen. Den Mozzarella abtropfen lassen, trocken tupfen und in Würfel schneiden. Die Pizzaböden mit dem Pesto bestreichen (Reste aufbewahren oder zum Dippen dazuservieren), mit dem Mozzarella belegen und mit einigen Tropfen Öl beträufeln. Die Pizzen auf der mittleren Schiene 10–15 Minuten backen (je nach Dicke von Teig und Belag). Die Basilikumblättchen zum Servieren auf die Pizza streuen.

PIZZABÄLLCHEN

FÜR 4–6 PORTIONEN

- 1 Rezept Pizzateig (siehe links)
- Mehl zum Formen

1 Wer gerne leichte Brotbällchen zu sommerlichen Salaten anbieten will, kann diese gut aus Pizzateig herstellen. Dazu den Hefeteig wie oben beschrieben herstellen, in viele kleine Portionen teilen und mit bemehlten Händen daraus Bällchen formen.
2 Die Bällchen auf ein mit Backpapier belegtes Backblech setzen und im auf 250 °C vorgeheizten Backofen auf der mittleren Schiene ca. 10 Minuten backen. Auskühlen lassen und dann zügig servieren. Dazu passt Kräuterbutter oder ein herzhafter Dip.

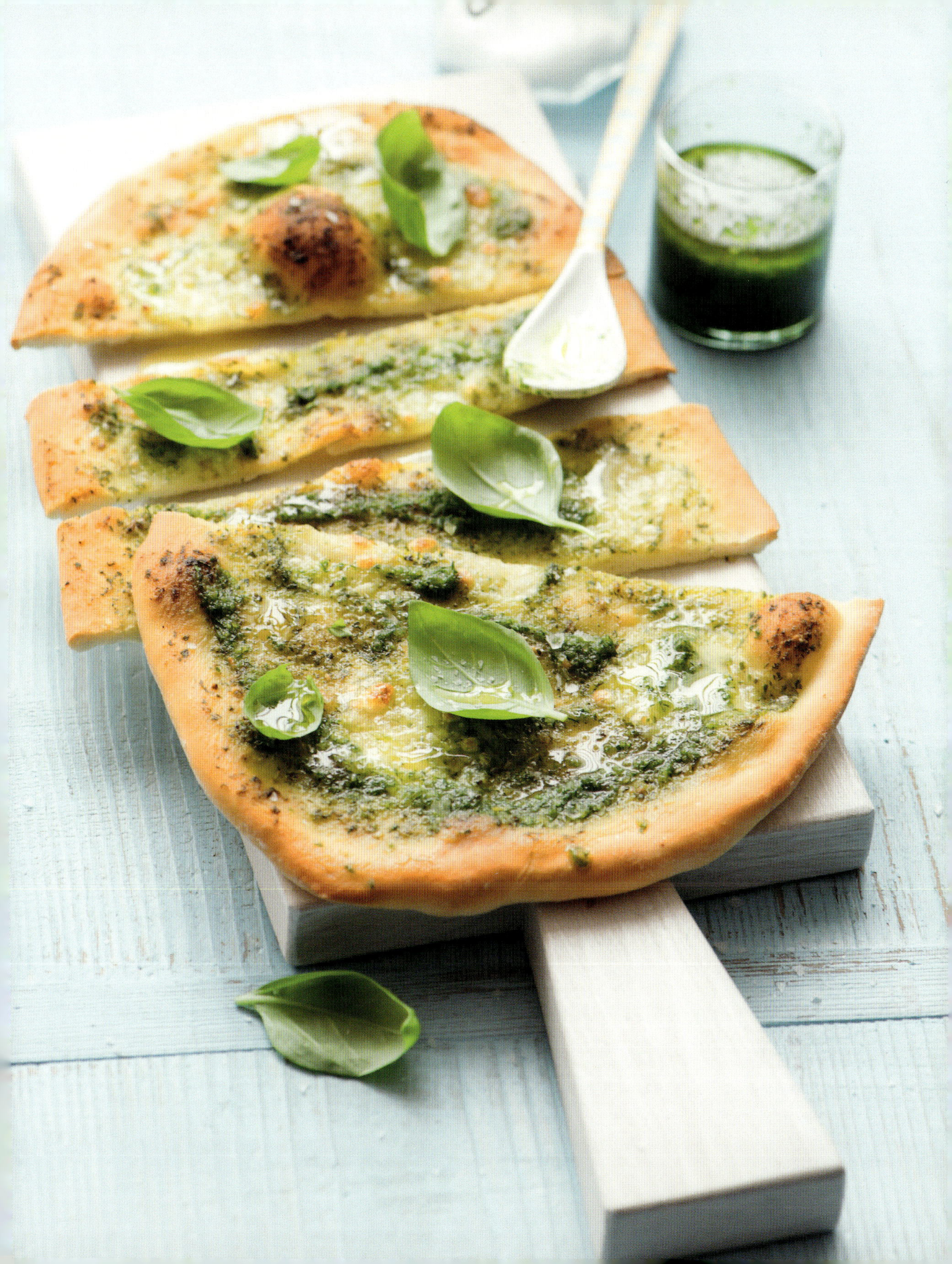

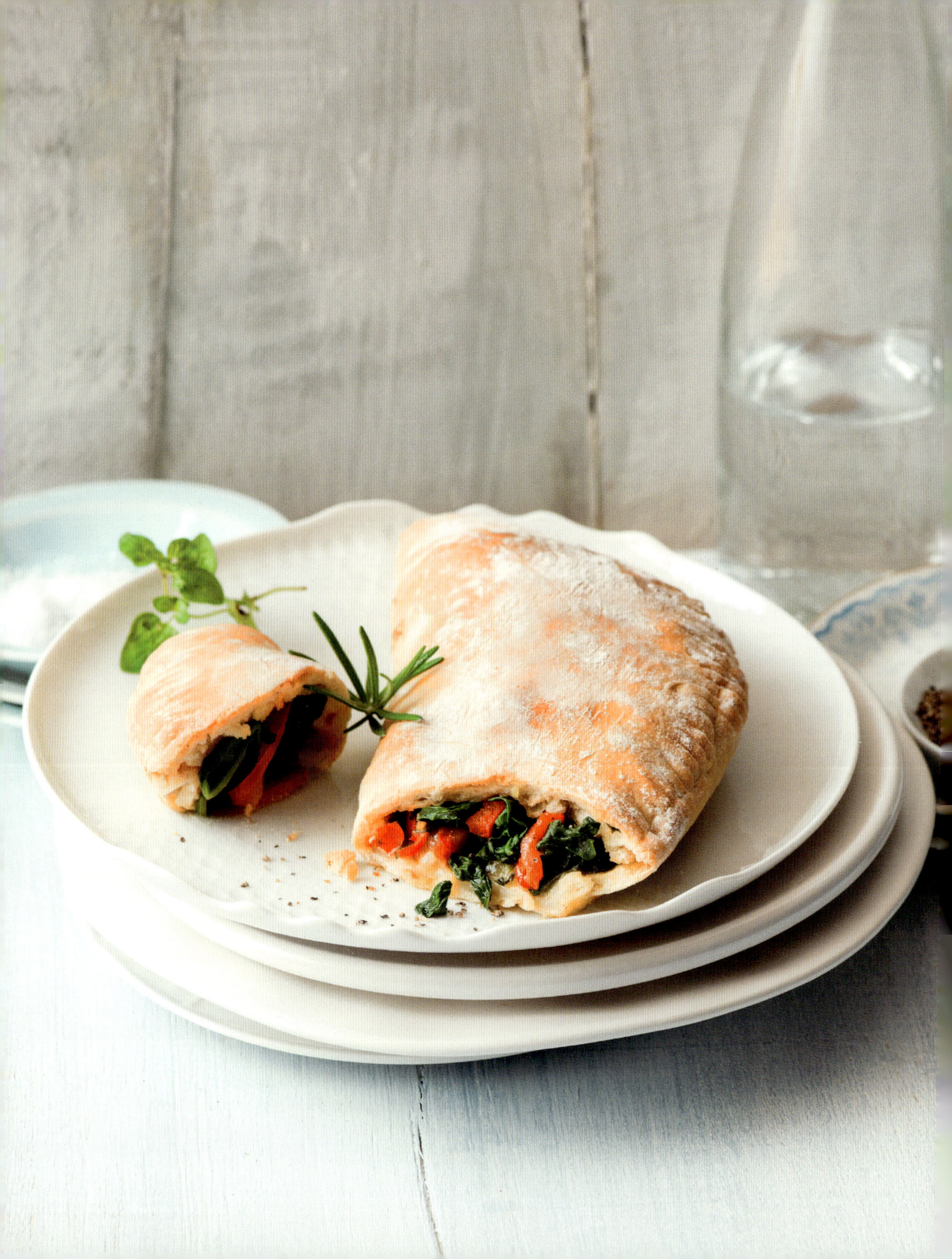

◂ CALZONE MIT GEMÜSEFÜLLUNG

FÜR 4–6 PORTIONEN

- 1 kleine Zwiebel
- 2 mittelgroße Paprika
- 250 g Mangold oder Wirsing
- 2 EL Olivenöl
- 1 Kugel Mozzarella
- 2 EL gehackte frische Kräuter
- 1 Prise Zucker
- 1 Rezept Pizzateig (siehe Seite 44)
- Salz, gemahlener schwarzer Pfeffer
- Mehl zum Ausrollen

1 Zwiebel schälen und fein hacken. Paprika waschen, halbieren, putzen und klein würfeln. Spinat waschen, putzen und zupfen. Zwiebel, Paprika und Spinat in einer Pfanne im Öl einige Minuten andünsten, anschließend abkühlen lassen.

2 Mozzarella abtropfen lassen, trocken tupfen und grob schneiden. Kräuter dazugeben und mit Zucker, 1 Prise Salz und Pfeffer würzen. Gemüse mit Mozzarella mischen und nochmals abschmecken.

3 Den Backofen auf 180 °C vorheizen. Den Teig auf der bemehlten Arbeitsfläche in gewünschter Stärke ausrollen und auf das mit Backpapier belegte Backblech setzen. Eine Hälfte des Teiges mit der Füllung belegen, die andere Hälfte darüberklappen. Die Ränder mit den Zinken einer Gabel gut andrücken, damit die Füllung nicht ausläuft. Im vorgeheizten Backofen 35–40 Minuten backen.

CALZONE MIT HÄHNCHENFÜLLUNG

FÜR 4–6 PORTIONEN

- 400 g Hähnchenbrustfilet
- 1 Zwiebel
- 1 Knoblauchzehe
- ½ mittelgroße Paprika
- 2 EL Sonnenblumenöl
- 2–3 EL Frischkäse oder Crème fraîche
- 1 EL gehackte, frische Kräuter
- 1 Prise Zucker
- 1 Rezept Pizzateig (siehe Seite 44)
- Salz, gemahlener schwarzer Pfeffer
- Mehl zum Ausrollen

1 Hähnchenbrustfilet in feine Streifen schneiden. Zwiebel und Knoblauch schälen und fein hacken. Paprika waschen, putzen und in feine Würfel schneiden. Zwiebel, Knoblauch und Paprika im heißen Öl anbraten, das Fleisch dazugeben und ca. 15 Minuten garen, bis das Fleisch durchgegart ist. Alles mit Frischkäse und Kräutern mischen und mit Salz, Pfeffer und Zucker würzen.

2 Den Backofen auf 180 °C vorheizen. Den Teig auf der bemehlten Arbeitsfläche ausrollen und auf das mit Backpapier belegte Backblech setzen. Eine Hälfte des Teiges mit der Füllung belegen, die andere Hälfte darüberklappen. Die Ränder gut andrücken und die Calzone im vorgeheizten Backofen 35–40 Minuten backen.

TIPP: Für eine asiatische Hähnchenfüllung 400 g Hähnchenbrustfilet mit 1 fein gehackten Zwiebel, etwas Knoblauch und 1 guten Handvoll fein geschnittenen Karotten, Mangold und Lauch scharf anbraten. Mit Curry, Kurkuma, Szechuanpfeffer, Salz und 1–2 TL flüssigem Honig würzen und die Calzone wie beschrieben fertigstellen.

APFELTASCHEN MIT QUARK-ÖL-TEIG

FÜR 8–12 APFELTASCHEN

Für den Quark-Öl-Teig

- 125 g Speisequark (Magerstufe)
- 1 Ei (Größe M)
- 6–7 EL Rapsöl (ca. 100 ml)
- 300 g Mehl
- 3 TL Weinsteinbackpulver
- 75 g Zucker (nur für süße Teige!)
- 100 ml Milch
- 1 Prise Salz
- Mehl zum Ausrollen

Für die Füllung

- 3 mittelgroße säuerliche Äpfel (z. B. Boskop)
- 4 EL Apfelsaft
- 1 Prise Zimt oder Vanillepulver
- 2–3 EL Mandelblättchen (ca. 30 g)
- 3 EL Vanillepuddingpulver

1 Für den Teig den Quark mit dem Ei und dem Öl gut verquirlen. Mehl und Backpulver mischen und zur Quarkmischung geben. Zucker (nur bei süßen Teigen!), Milch und Salz hinzufügen und alles zu einem geschmeidigen Teig verarbeiten, gerne auch mit den Händen arbeiten. Den Teig in einen Frischhaltebeutel geben und ca. 30 Minuten im Kühlschrank ruhen lassen.

2 Inzwischen für die Füllung die Äpfel waschen, schälen und vom Kerngehäuse befreien. In breite Scheiben schneiden und mit dem Apfelsaft in einem Topf leicht köcheln lassen. Mit Zimt oder Vanillepulver würzen und dann abkühlen lassen.

3 Die Mandelblättchen in einer Pfanne ohne Fett goldbraun rösten und beiseitestellen. Das abgekühlte Apfelkompott mit dem Puddingpulver verrühren, sodass eine dickflüssige Masse entsteht.

4 Den Backofen auf 180 °C vorheizen. Den Quark-Öl-Teig auf der bemehlten Arbeitsfläche ausrollen, in acht bis zwölf Quadrate schneiden und je 2–3 EL Apfelfüllung daraufgeben. Die Apfeltaschen diagonal zusammenklappen und die Ränder gut aneinanderdrücken. Auf ein mit Backpapier belegtes Backblech setzen und im vorgeheizten Backofen 25–30 Minuten backen.

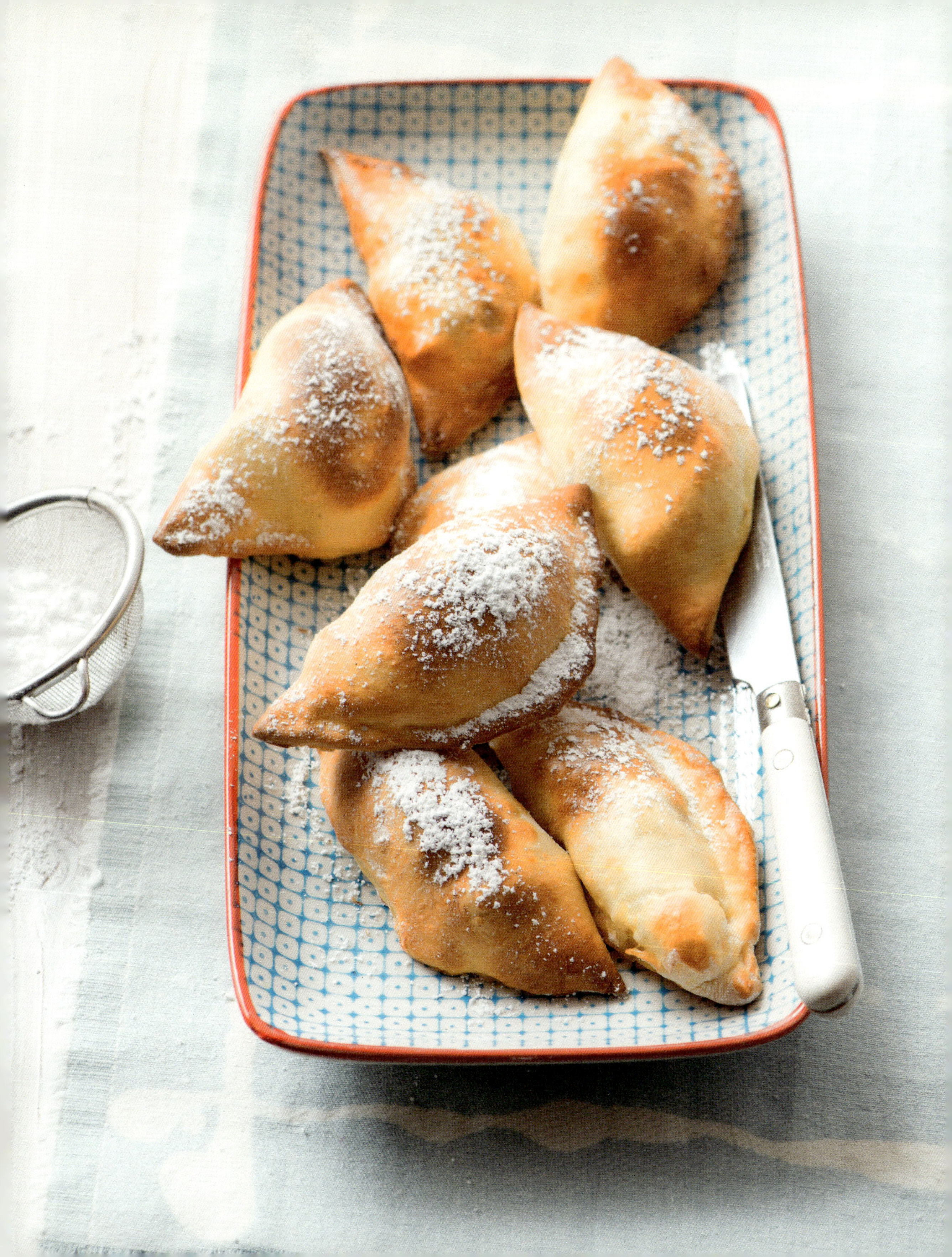

APRIKOSENTARTE MIT MAISTEIG

FÜR 8 PORTIONEN
(2 SPRINGFORMEN, 24 CM Ø)

Für den Maisteig

- 280 g Mehl
- 30 g Polenta (Maisgrieß)
- 1 Päckchen Trockenhefe
- 80 g Zucker
- 1 TL Zimt oder Vanillepulver
- 250 g Sahnejoghurt (Raumtemperatur)
- Mehl zum Ausrollen
- Butter für die Form

Für den Belag

- 1 kg Aprikosen
- etwas Zimtzucker

1 Für den Teig Mehl, Polenta, Trockenhefe, Zucker und Zimt oder Vanillepulver mischen. Joghurt dazugeben und alles zuerst mit den Knethaken des Handrührgeräts, dann mit den Händen zu einem glatten Teig verkneten. Den Teig zu einer Kugel formen und zugedeckt bei Raumtemperatur 1 Stunde ruhen lassen.

2 Inzwischen für den Belag die Aprikosen waschen, entsteinen und klein schneiden. Mit etwas Zimtzucker bestreuen und ca. 1 Stunde ziehen lassen.

3 Den Backofen auf 200 °C vorheizen. Den Teig in zwei Portionen geteilt jeweils auf der bemehlten Arbeitsfläche durchkneten, in Springformgröße ausrollen und mit einer Gabel mehrmals einstechen. Die Springformen mit Butter einstreichen und den Teig mit den Löchern nach unten (!) in die Formen legen. Mit den Aprikosen gleichmäßig belegen und im vorgeheizten Backofen 35–40 Minuten backen.

TIPP: Belegen Sie den Quark-Öl-Teig doch mal pikant, beispielsweise mit einer der beiden Hähnchenfüllungen für die Calzone (siehe Seite 47). Den Boden für die pikante Tarte dann statt mit Zucker und Zimt oder Vanillepulver mit je 1 TL Salz und grob geschrotetem schwarzem Pfeffer verkneten.

CHICORÉE-TARTE

FÜR 4 PORTIONEN (1 SPRINGFORM, 24 CM Ø)

- 4 mittelgroße Chicorée
- 1 Schalotte
- 1 EL Butter
- 1 EL Zucker
- 1 TL Fenchelsaat
- 1 EL Rosinen
- ½ Rezept pikanter Maisteig (siehe Seite 50)
- 2–3 TL Butter, zerlassen, zum Bestreichen zzgl. Butter für die Form
- Salz, gemahlener schwarzer Pfeffer
- Mehl zum Ausrollen

1 Den Backofen auf 200 °C vorheizen. Den Chicorée waschen, längs halbieren und den Strunk keilförmig herausschneiden. Die Schalotte schälen und würfeln. Butter und Zucker in einer großen Pfanne zerlassen, die Chicoréehälften mit der Schnittfläche nach unten hineinlegen und darin kurz braten. Schalottenwürfel und Fenchelsaat dazugeben und kurz mitbraten, mit 1 Prise Salz und Pfeffer würzen.

2 Die Form mit Butter einstreichen, den Chicorée darin verteilen und die Rosinen darüberstreuen. Den Teig auf der bemehlten Arbeitsfläche nochmals durchkneten und in Formgröße ausrollen. Die Teigplatte mit einer Gabel mehrmals einstechen und mit den Löchern nach unten (!) auf den Chicorée legen.

3 Den Teig zuletzt mit der zerlassenen Butter bestreichen und die Tarte im vorgeheizten Backofen auf der mittleren Schiene ca. 20 Minuten backen. Kurz abkühlen lassen, dann die Tarte vorsichtig auf eine Platte stürzen.

TIPP: Für eine herzhafte Tarte lässt sich natürlich immer das von Ihnen gut vertragene Gemüse der jeweiligen Jahreszeit verwenden. Und probieren Sie auch einmal die süße Variante aus. Dazu wählen Sie Ihr Lieblingsobst und bereiten die Tarte mit ähnlichen Mengenangaben zu. Faustformel: ca. 1 kg frisches Obst oder Gemüse waschen, putzen und ggf. entsteinen. Egal, ob süß oder herzhaft: Kalt schmeckt ein Stück Tarte auch am nächsten Tag noch immer herrlich!

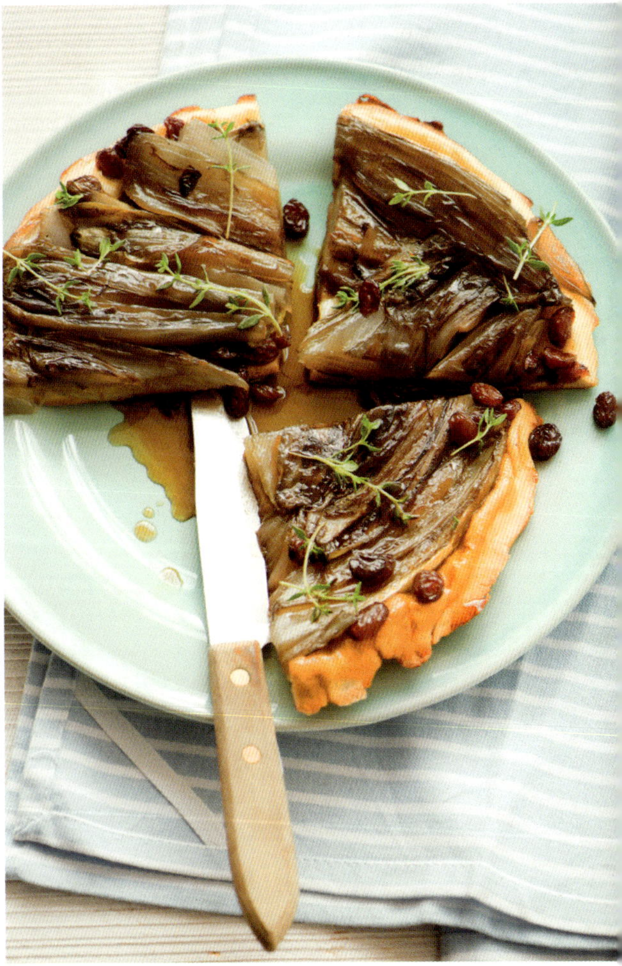

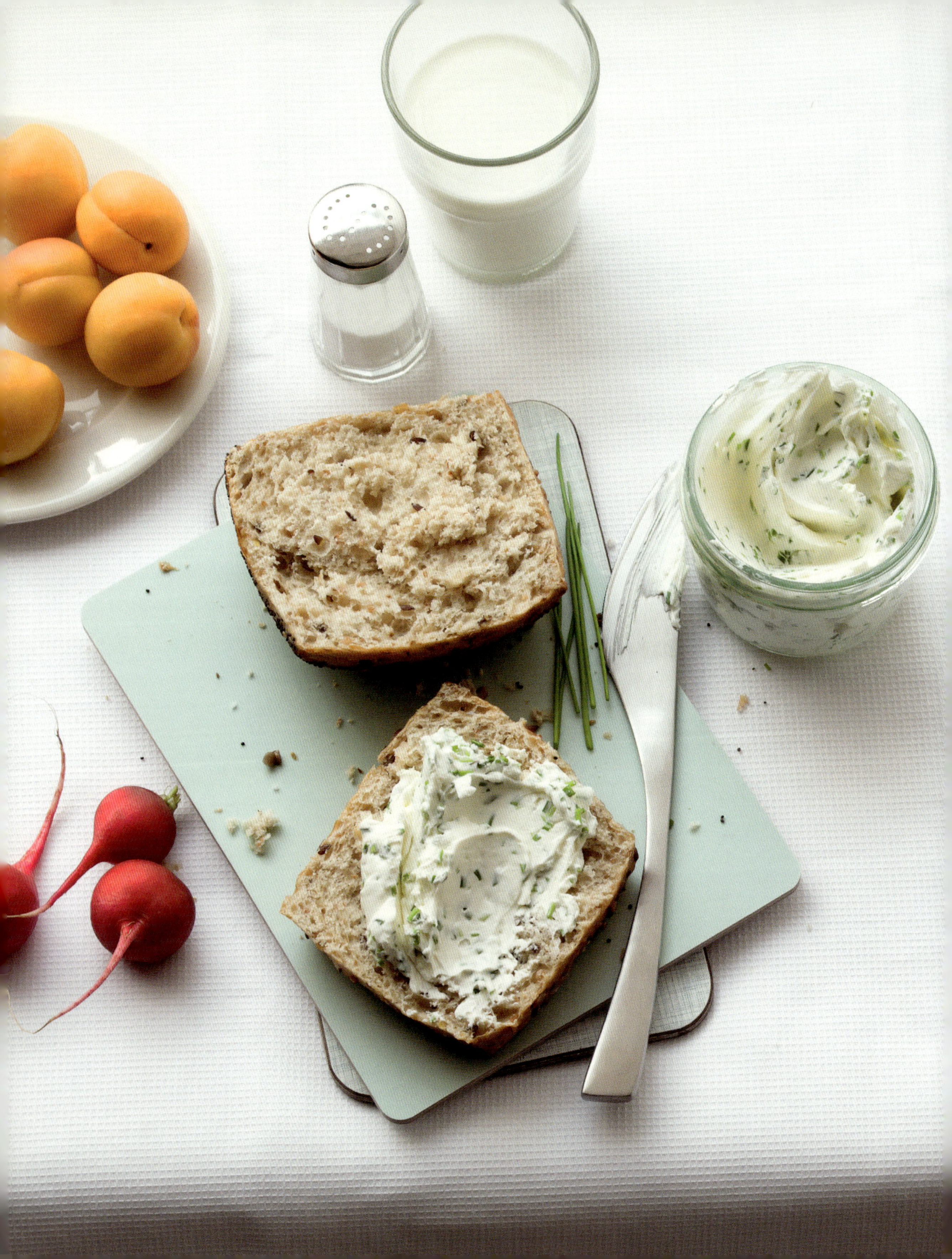

Frühstück, Abendessen und Snacks

Viele Menschen mit Histaminintoleranz essen wie gewohnt weiter und lassen lediglich hier und da einige Speisen und Lebensmittel weg. Sind Sie solch ein Typ? Oder wollen Sie mehr Veränderung? Dann stellen Sie Ihre bisherigen Ernährungsrituale um. Für jeden Wunsch und Geschmack finden Sie hier Rezepte und Anregungen.

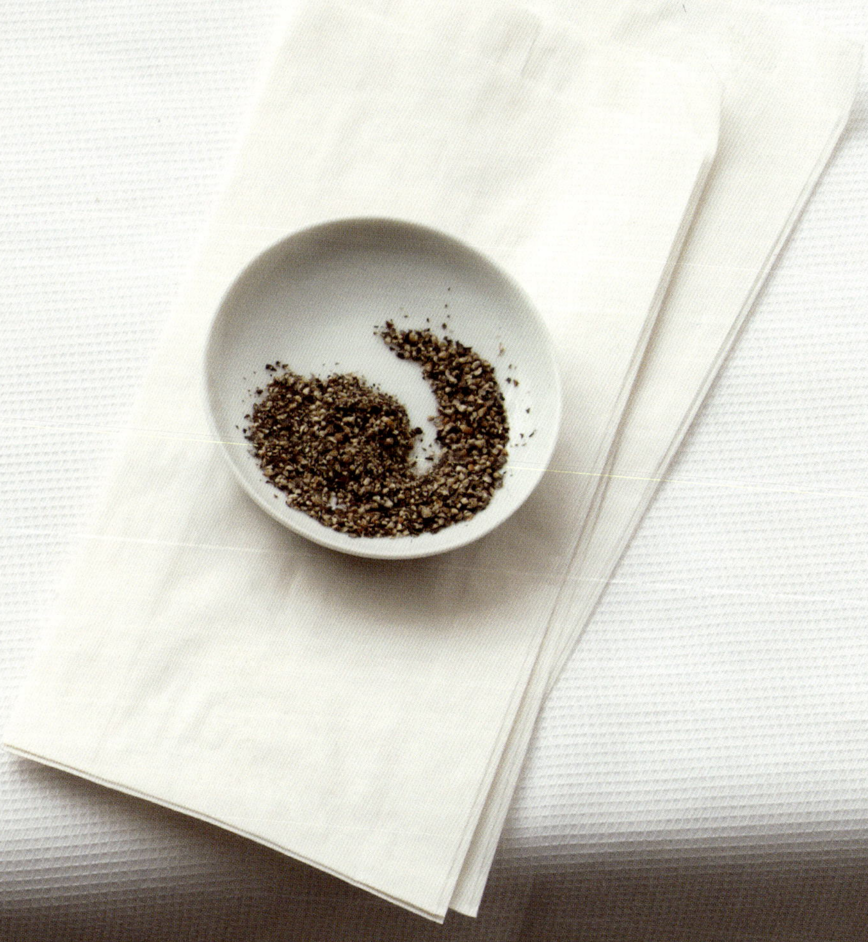

FLADENBROT

FÜR 4–6 PORTIONEN

- 500 g Joghurt (3,5 % Fett)
- 300 g Mehl
- 300 g Weizenvollkornmehl
- 1 Ei (Größe M)
- 2 TL Weinsteinbackpulver
- 1 TL Natron
- 2 TL Zucker
- 1 TL Salz

1 Am Vortag den Joghurt in ein luftiges Geschirrtuch (z. B. Mulltuch, kein Frottee!) geben, die Ecken oben zusammennehmen und das Tuch mit einem Gummiband verschließen. Diesen „Beutel" über einer Schüssel aushängen lassen, ggf. dazu an einem Kochlöffel befestigen. Die Flüssigkeit muss nicht aufgehoben werden.
2 Am nächsten Tag den Backofen auf 200 °C vorheizen. Alle Zutaten mischen und zu einem Brotteig kneten. Aus dem Teig einen Fladen formen und diesen kreuzweise einschneiden. Den Fladen auf ein mit Backpapier belegtes Blech setzen und im vorgeheizten Backofen 30–40 Minuten backen. Herausnehmen und abkühlen lassen.

AIOLI

FÜR 2–4 PORTIONEN

- 2 Scheiben Toastbrot, ohne Rinde
- ⅛ l Milch
- 4–6 Knoblauchzehen
- 1 Eigelb (Größe M)
- ¼ l Olivenöl
- Salz, gemahlener schwarzer Pfeffer

1 Das Brot in der Milch einweichen lassen. Die Knoblauchzehen schälen, fein hacken oder mörsern und mit 1 großen Prise Salz mischen. Das gut ausgedrückte Brot dazugeben und einarbeiten. Das Eigelb unterrühren.
2 Alle Zutaten in eine Schüssel geben und nach und nach mit dem Olivenöl mischen. Zuletzt die Masse mit Pfeffer abschmecken.

TIPP: Die Aioli kann auch mit rosenscharfem Paprikapulver und 2 EL fein gewürfelter Paprika variiert werden. Das macht etwas fürs Auge her und sorgt für Abwechslung!

FRISCHKÄSE MIT KRÄUTERN

FÜR 2–4 PORTIONEN

- 250 g Doppelrahmfrischkäse
- 2–3 EL Milch
- 2–3 EL gehackte Kräuter (frisch oder TK)
- 1 TL flüssiger Honig
- 1 TL geriebener Meerrettich (frisch oder aus dem Glas) nach Belieben und Verträglichkeit
- Salz, gemahlener schwarzer Pfeffer

1 Den Frischkäse in einer Schüssel mit der Milch zu einer cremigen Masse glatt rühren und mit Salz und Pfeffer abschmecken. Die Kräuter und den Honig hinzufügen und gut einarbeiten.
2 Der Honig gibt dem Ganzen eine besondere Note. Wer es mag und verträgt, gibt noch ein wenig Meerrettich dazu. In einer verschließbaren Dose hält sich der Frischkäse 3–4 Tage.

EIERAUFSTRICH MIT KRÄUTERN

FÜR 2–4 PORTIONEN

- 4 hart gekochte Eigelbe (Größe M)
- 100 g weiche Butter
- ½ mittelgroße Paprika
- ½ Zwiebel
- 1 TL gehackte, frische Kräuter
- Salz, gemahlener schwarzer Pfeffer

1 Die Eigelbe mit der Butter in einer Schüssel glatt rühren. Die Paprika waschen, putzen und in feine Würfel schneiden. Die Zwiebel schälen und ebenfalls fein hacken.
2 Die Paprikawürfel und die Zwiebel mit den Kräutern unter die Eigelbbutter mischen und den Aufstrich mit Salz und Pfeffer abschmecken.

NUSS-PAPRIKA-AUFSTRICH

FÜR 2 PORTIONEN

- 125 g rote Paprika
- 2 TL Rapsöl
- 25 g gemahlene Mandeln
- 50 g Frischkäse
- 1 kleine Knoblauchzehe
- 1 EL gehacktes, frisches Basilikum
- edelsüßes Paprikapulver
- Salz, gemahlener schwarzer Pfeffer

1 Die Paprika waschen, halbieren, putzen, klein würfeln und im heißen Öl einige Minuten weich dünsten. Anschließend in einen hohen Rührbecher geben und mit dem Stabmixer fein pürieren.
2 Die gemahlenen Mandeln in einer Pfanne ohne Fett rösten. Das Paprikapüree mit den Mandeln und den restlichen Zutaten verrühren und mit den Gewürzen pikant abschmecken.

POLENTA MIT GEMÜSE UND PESTO

FÜR 1 PORTION

Für die Polenta

- 1 mittelgroße Paprika
- 1 TL Öl
- 1 kleine Karotte
- 30–50 g Schnellkochpolenta (Maisgrieß)
- 1 EL Butter
- ½ TL getrocknete Kräuter (z. B. Thymian, Rosmarin, Oregano)
- Salz, gemahlener schwarzer Pfeffer

Für das Pesto (für ca. 4 Portionen)

- 5 EL frische Kräuter (z. B. glatte Petersilie, Basilikum, Dill, Schnittlauch)
- 1–2 Knoblauchzehen
- 5 EL gemahlene Mandeln
- 1 kleine Handvoll junger Käse nach Belieben, gerieben
- 3–5 EL Olivenöl
- 1 Prise Zucker
- Salz, gemahlener schwarzer Pfeffer

1 Für die Polenta die Paprika waschen, halbieren, putzen und in mundgerechte Stücke schneiden. In einem kleinen Topf das Öl erhitzen und die Paprika darin etwas andünsten lassen, dann warm halten. Die Karotte waschen, schälen und fein oder grob reiben.

2 In einem zweiten Topf ausreichend Wasser (Packungsangabe!) erhitzen, die Polenta mit einem Schneebesen einrühren und nach Packungsangabe gar kochen. Die Butter dazugeben, mit 1 Prise Salz und Pfeffer abschmecken und mit den Kräuter mischen, alles gut durchrühren.

3 Für das Pesto die Kräuter waschen, trocken tupfen und grob hacken. Den Knoblauch schälen und mit dem Mandeln und Kräutern in einen hohen Rührbecher füllen. Alles mit dem Stabmixer pürieren und dabei das Öl einlaufen lassen. Mit Salz, Pfeffer und Zucker würzen. Die Ölmenge kann variieren, je nachdem welche Konsistenz das Pesto erhalten soll.

4 Die Polenta auf einem Teller anrichten, das lauwarme Paprikagemüse darübergeben, mit den Karotten bestreuen und mit 1 EL Pesto garniert servieren. Das restliche Pesto in ein Schraubglas füllen und mit etwas Öl bedecken. Im Kühlschrank hält es sich so mehrere Tage.

TIPP: Wer das Pesto noch anderweitig verwenden will, kann eine kleine Menge jungen Käse dazureiben. Das Pesto schmeckt auch gut auf geröstetem Brot, nach Belieben noch einige Würfel rote Paprika darüberstreuen.

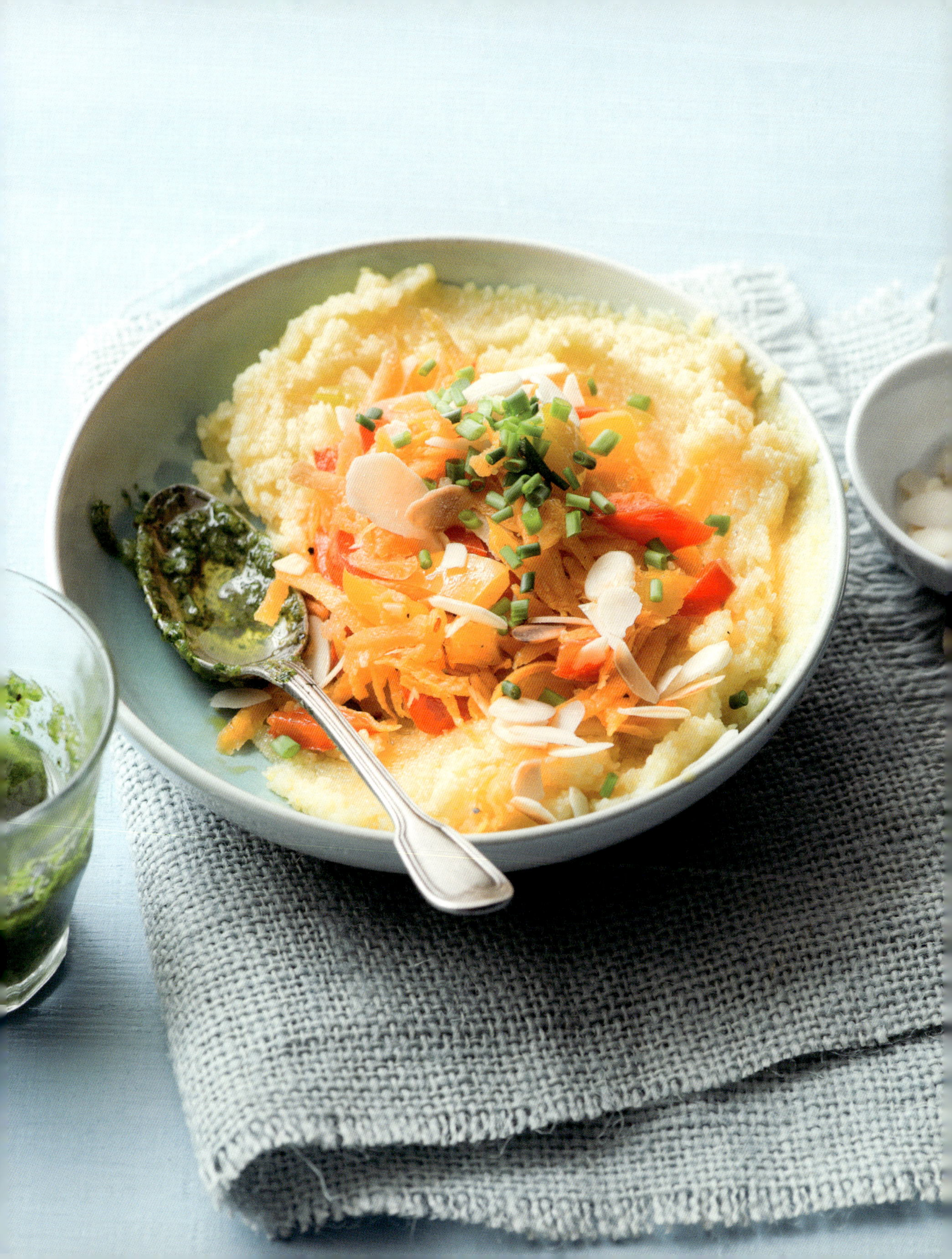

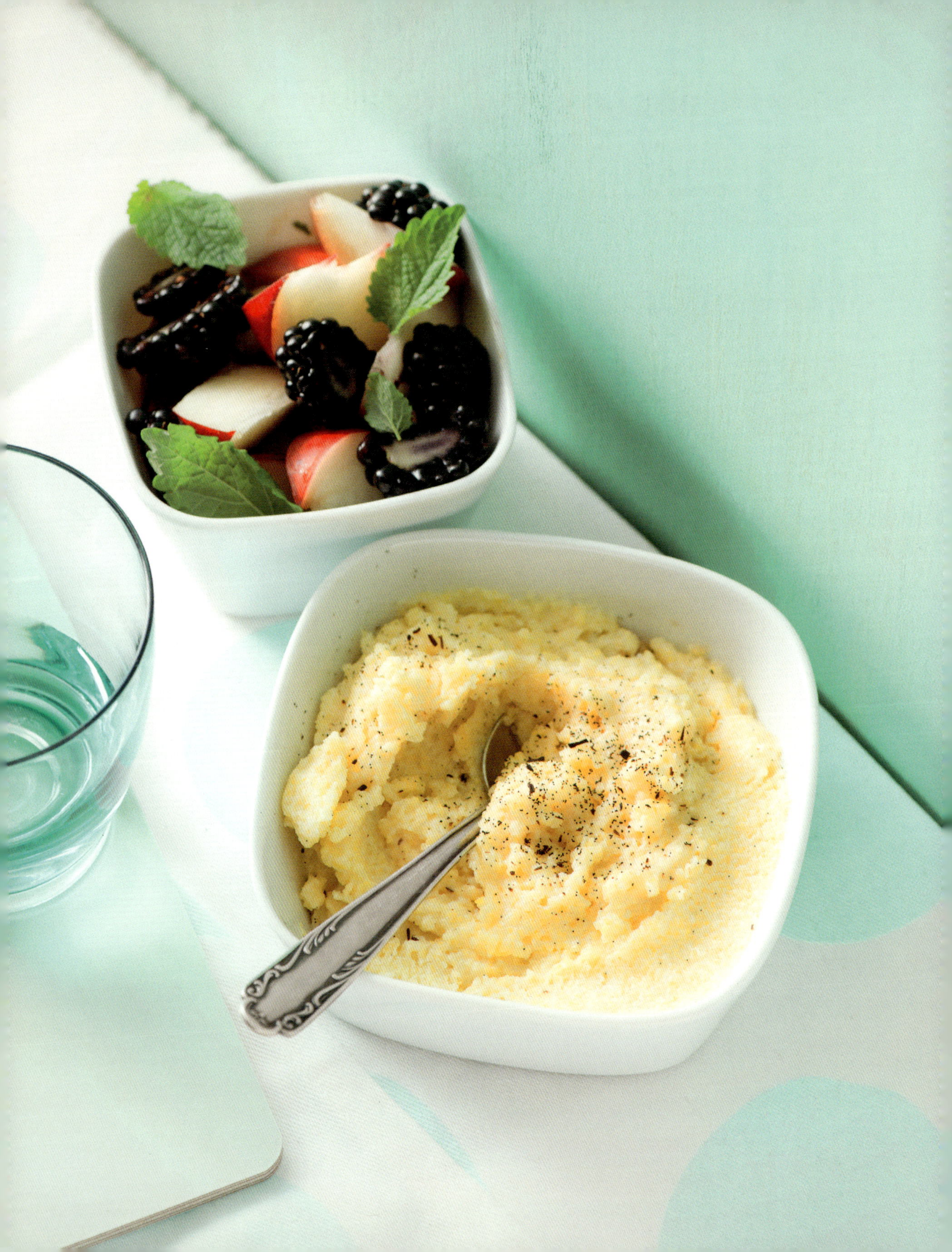

◂ SÜSSE POLENTA MIT OBST

FÜR 1 PORTION

- 1–2 frische Pfirsiche oder Obst der Saison
- 1 EL Rosinen oder andere Trockenfrüchte
- 4 EL Apfelsaft
- 30–50 g Schnellkochpolenta (Maisgrieß)
- 1 EL Butter
- etwas Ahornsirup oder flüssiger Honig
- 1 Prise Zimt
- 1 Prise Vanillepulver
- 1 Prise Salz
- 1 EL geschälte Mandeln, geröstet nach Belieben

1 Die Pfirsiche bzw. das jeweilige Obst waschen, ggf. schälen und in mundgerechte Stücke schneiden. Die Rosinen in einem Topf mit 1 EL Apfelsaft einige Minuten köcheln, die Pfirsiche dazugeben und kurz mit erhitzen.
2 In einem zweiten Topf ausreichend Wasser (Packungsangabe!) erhitzen, die Polenta mit einem Schneebesen einrühren und nach Packungsangabe gar kochen. Die Butter dazugeben, mit Ahornsirup, Zimt, Vanillepulver, Salz und dem übrigen Saft mischen und alles gut durchrühren.
3 Die Polenta auf einem Teller anrichten, das lauwarme Obst darübergeben und ggf. mit den Mandeln garniert servieren.

TIPP: Die Polenta lässt sich zu jeder Jahreszeit mit Obst der Saison zubereiten. Größere Mengen Mandeln im vorgeheizten Backofen bei 150 °C 10–15 Minuten rösten, abkühlen lassen und in einem trockenen Glas mit einem Geschirrtuch bedeckt aufbewahren. So haben Sie stets geröstete Mandeln zur Hand.

MILCHREIS

FÜR 2–3 PORTIONEN

- 2–3 EL Zucker
- 125 g Milchreis
- 1 Prise Salz
- 1 Zimtstange
- 1 Prise Vanillepulver
- ½ l Milch

1 Zuerst den Zucker in den Topf streuen (so brennt Milchreis oder auch Pudding nicht an), anschließend den Milchreis dazugeben. Dann Salz, Zimtstange und Vanillepulver hinzufügen und mit der Milch auffüllen. Alles zugedeckt bei schwacher Hitze aufkochen und anschließend bei schwacher Hitze 20–25 Minuten köcheln lassen, dabei am besten nicht umrühren.
2 Wer mag, kann die alte Milchreismethode unserer Großeltern probieren: Dazu den Reis nach dem Aufkochen vom Herd nehmen und auf einem feuerfesten Untersetzer ins Bett stellen. Die Bettdecke fest darumschlingen, nach 30–40 Minuten ist der Milchreis auch auf diese Art und Weise fertig.

TIPP: Zugegeben, an Milchreis scheiden sich die Geister. Klassisch isst man ihn mit gebräunter Butter und Zimtzucker. Aber auch ein selbst gemachter Vanillezucker, ein Obstsalat oder Trockenfrüchte mit Mandeln machen sich hervorragend dazu. Oder kennen Sie schon eiskalten Milchreis mit Beerenobst?

DATTELKUGELN

FÜR 10–15 KUGELN

- 600 g frische Datteln
- 1 Handvoll Rosinen nach Belieben
- 3–4 EL Aprikosensaft
- ca. 200 g gemahlene Mandeln oder Kokosraspel zzgl. gemahlene Mandeln oder Kokosraspel zum Wenden
- Zimt
- Vanillepulver
- gemahlener Kardamom
- frisch geriebener Ingwer

1 Die Datteln entsteinen und in kleine Stück schneiden. Die Datteln ggf. mit den Rosinen und dem Aprikosensaft in einem Topf erhitzen und zugedeckt köcheln lassen. Die Flüssigkeit soll nicht komplett einkochen, damit die Masse nicht anbrennt. Nach ca. 10 Minuten ist die Masse fertig, vom Herd nehmen und abkühlen lassen.
2 Die Mandeln oder Kokosraspel mit den Gewürzen (Mengen nach Belieben) und der Dattelmischung in einen Standmixer geben und zu einer homogenen Masse verrühren. Wenn die Masse zu klebrig ist, noch mehr Mandeln dazugeben. Die Masse zu kleinen Kugeln formen, in gemahlenen Mandeln oder Kokosraspeln wenden und auf einem großen Teller mehrere Tage trocknen lassen.

TIPP: Dattelkugeln eignen sich prima für Menschen, die morgens kein „richtiges" Frühstück essen können, aber dennoch mit Energie in den Tag starten wollen. Sie sind auch ideal für den kleinen Hunger zwischendurch oder als Dessert!

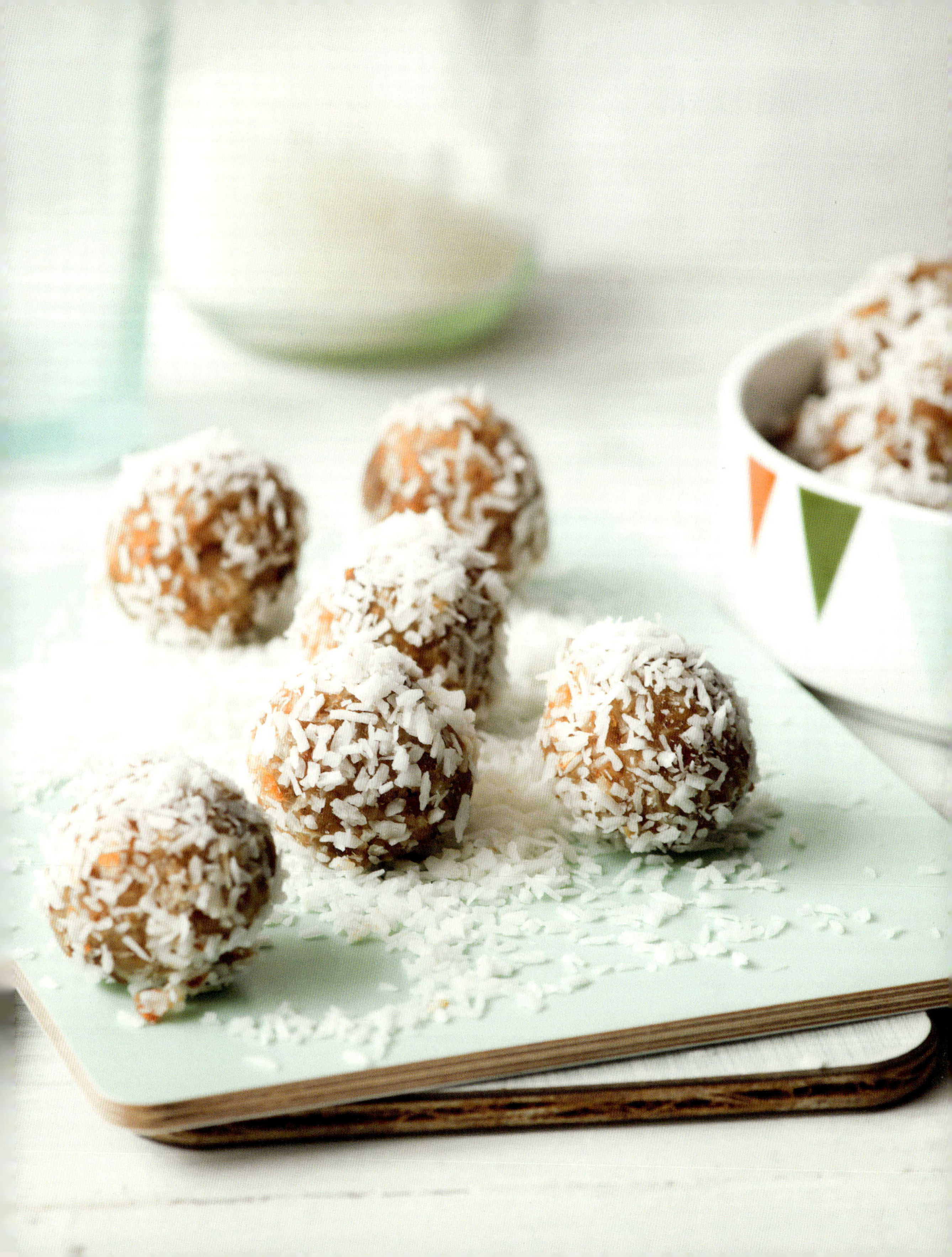

BÜROBRÖTCHEN MIT FRISCHKÄSE

FÜR 1 PORTION

- 1 Brötchen (z. B. Dinkel- oder Roggenbrötchen)
- 1 TL Butter oder Margarine
- Salatblätter nach Belieben
- 1 EL körniger Frischkäse
- 1 EL Crème fraîche
- frische Kresse, Kümmel, gemahlener Kreuzkümmel oder edelsüßes Paprikapulver zum Würzen nach Belieben
- Salz, gemahlener schwarzer Pfeffer

1 Das Brötchen der Länge nach aufschneiden und mit Butter oder Margarine bestreichen. Die Salatblätter waschen, trocken schütteln und auf die untere Brötchenhälfte legen. Sie sorgen neben dem frischen Geschmack auch dafür, dass das Brötchen nicht so schnell durchweicht.
2 Den Frischkäse und die Crème fraîche mischen, mit Salz und Pfeffer abschmecken sowie mit den Gewürzen oder Kräutern würzen. Die Frischkäsemischung auf dem Salat verteilen. Wer etwas „Gepäck" mit zur Arbeit nehmen mag, kann die Creme auch in eine extra Box geben und erst vor Ort frisch auf das Brötchen streichen.

TIPP: Auf das Brötchen passen auch noch Gemüsestreifen (z. B. Paprika oder Gurke), etwas Käse oder Wurst – ganz nach Belieben und Verträglichkeit. Natürlich können Sie Ihre Büroschrippe nach Lust, Laune und Verträglichkeit belegen. Das folgende Rezept will Sie nur anregen, sich morgens ein eigenes Pausenbrot zu schmieren. Das spart nicht nur Geld, sondern Sie wissen auch ganz genau, was bei Ihnen mittags auf den Teller kommt.

BÜROBROT MIT QUARK UND CORNED BEEF

FÜR 2–3 PORTIONEN

- 50 g Speisequark (Magerstufe)
- 1 EL Milch
- ½ Bund Radieschen (5–6 Stück)
- 1 Bund frischer Schnittlauch
- 2 Scheiben Dinkelmehrkorn- oder -vollkornbrot
- 2–3 Scheiben Corned Beef
- Salz, gemahlener schwarzer Pfeffer

1 Den Quark mit der Milch in einer kleinen Schüssel glatt rühren. Die Radieschen waschen, putzen und in kleine Stücke schneiden. Den Schnittlauch waschen, trocken tupfen und in feine Röllchen schneiden.
2 Radieschen und Schnittlauch mit dem Quark mischen und mit Salz und Pfeffer gut würzen. Die Brotscheiben damit dick bestreichen und mit dem Corned Beef garnieren.

TIPP: Wer sich dieses sommerliche Pausenbrot mitnehmen will, bewahrt den Quark am besten in einer extra Box auf. Brot und Corned Beef können gemeinsam in einer zweiten Box transportiert werden. Kurz vor der Pause das Brot fertigstellen und in Ruhe genießen.

SÜSSER COUSCOUS FÜR DIE MITTAGSPAUSE

FÜR 1 PORTION

- 100 ml heißes Wasser
- ca. 50 g Couscous (alternativ Quinoa, siehe auch Tipp Seite 64)
- Zimt
- 1 Prise Zucker
- 2 EL Aprikosen (frisch oder getrocknet)
- 2 EL Datteln oder 4 getrocknete Apfelringe
- 1 EL Rosinen

1 Das heiße Wasser in eine Schüssel geben und den Couscous unter Rühren hinzufügen. Den Couscous zugedeckt ca. 10 Minuten quellen lassen, anschließend mit einem großen Löffel vorsichtig durchrühren.

2 Den Couscous nach Belieben mit Zimt und Zucker abschmecken, mit einer Gabel auflockern und offen abkühlen lassen. Die Früchte waschen, trocken tupfen, entkernen und in feine Würfel schneiden (Trockenfrüchte in feine Würfel schneiden), dann gleichmäßig unterheben.

TIPP: Natürlich passen alle Obstsorten der Saison in diesen Couscous. Auch der Minzjoghurt vom Couscous-Salat (siehe Seite 64) schmeckt dazu, er sollte dann allerdings ohne Pfeffer zubereitet sein.

COUSCOUS-SALAT MIT MINZJOGHURT

FÜR 4 PORTIONEN

Für den Couscous-Salat

- 400 ml heiße Gemüsebrühe
- ca. 250 g Couscous
- Zimt
- gemahlener Kreuzkümmel
- gemahlene Kurkuma
- 1 Prise Salz
- 1 Prise Pfeffer
- 1 Prise Zucker
- 1 rote Zwiebel
- 250 g geröstete gehäutete Paprika (aus dem Glas)
- 5–7 EL Olivenöl

Für den Minzjoghurt

- 500 g Joghurt (3,5 % Fett)
- 2–3 EL Milch
- 2–3 frische Minzestängel
- 1 Prise Zucker
- Salz, gemahlener schwarzer Pfeffer

1 Für den Couscous die Brühe in eine große Schüssel gießen und den Couscous unter Rühren hinzufügen. Den Couscous zugedeckt ca. 10 Minuten quellen lassen, danach mit einer Gabel vorsichtig auflockern. Mit den Gewürzen (Mengen nach Belieben) mischen, Salz, Pfeffer und Zucker dazugeben und alles verrühren. Mit einer Gabel auflockern und offen abkühlen lassen.

2 Die Zwiebel schälen und in feine Würfel schneiden. Die Paprika abtropfen lassen und in feine Streifen schneiden. Zwiebel und Paprika mit dem Öl unter den Couscous heben.

3 Für den Minzjoghurt den Joghurt mit der Milch glatt rühren. Die Minze waschen, trocken tupfen und fein hacken. Den Joghurt mit der Minze bestreuen und mit Salz, Pfeffer und Zucker würzen. Alles verrühren, abschmecken und zum Couscous-Salat servieren.

TIPP: Der Salat ist so schnell und einfach gemacht, dass Sie ihn sogar vor der Arbeit zubereiten können. Für den Couscous können Sie auch gut die selbst gemachte mediterrane Gemüsebrühe (siehe Seite 77) verwenden.

TIPP: Wenn Sie Weizen absolut nicht vertragen, verwenden Sie Quinoa statt Couscous. Die Zubereitung ist genauso einfach und das Ergebnis nicht weniger lecker.

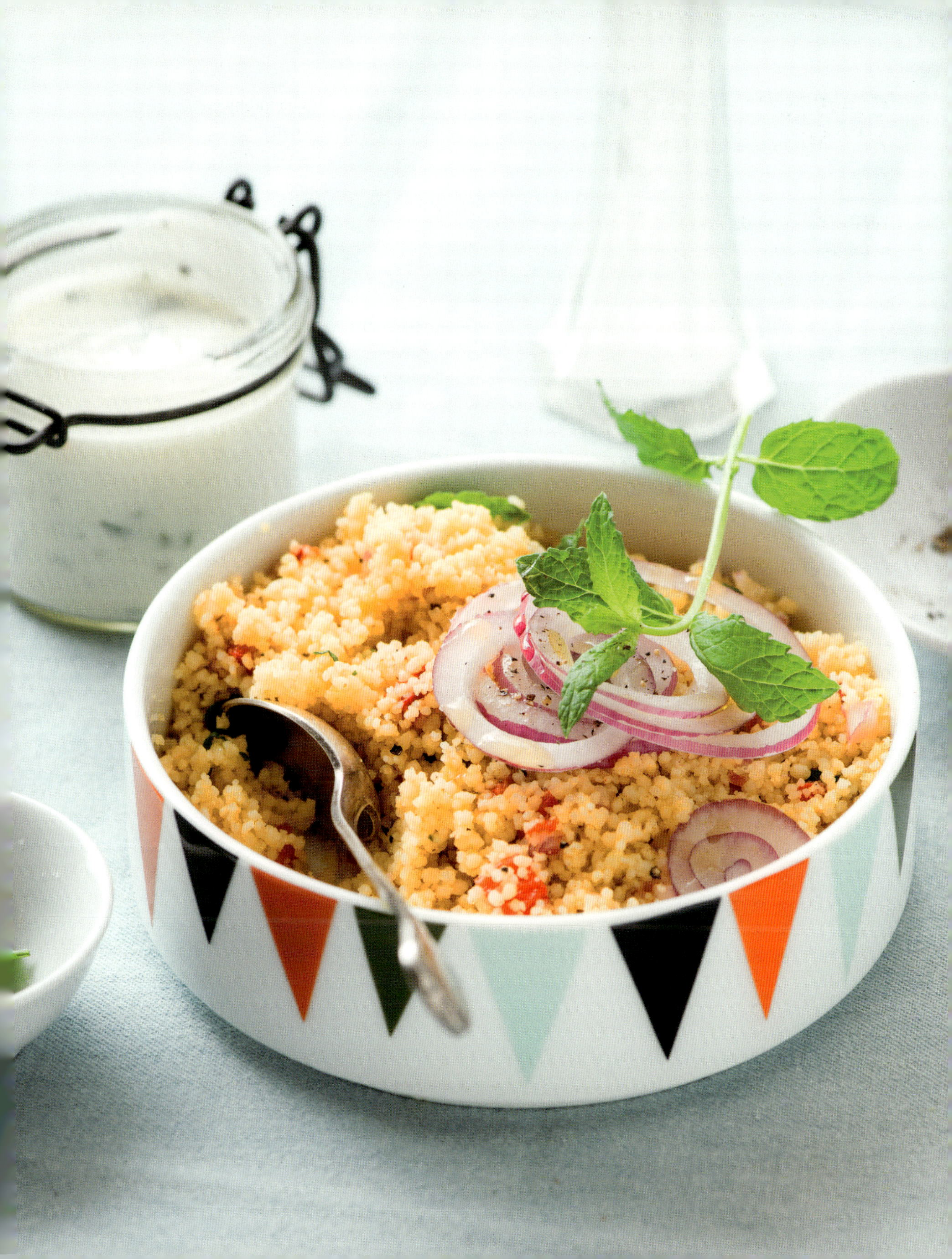

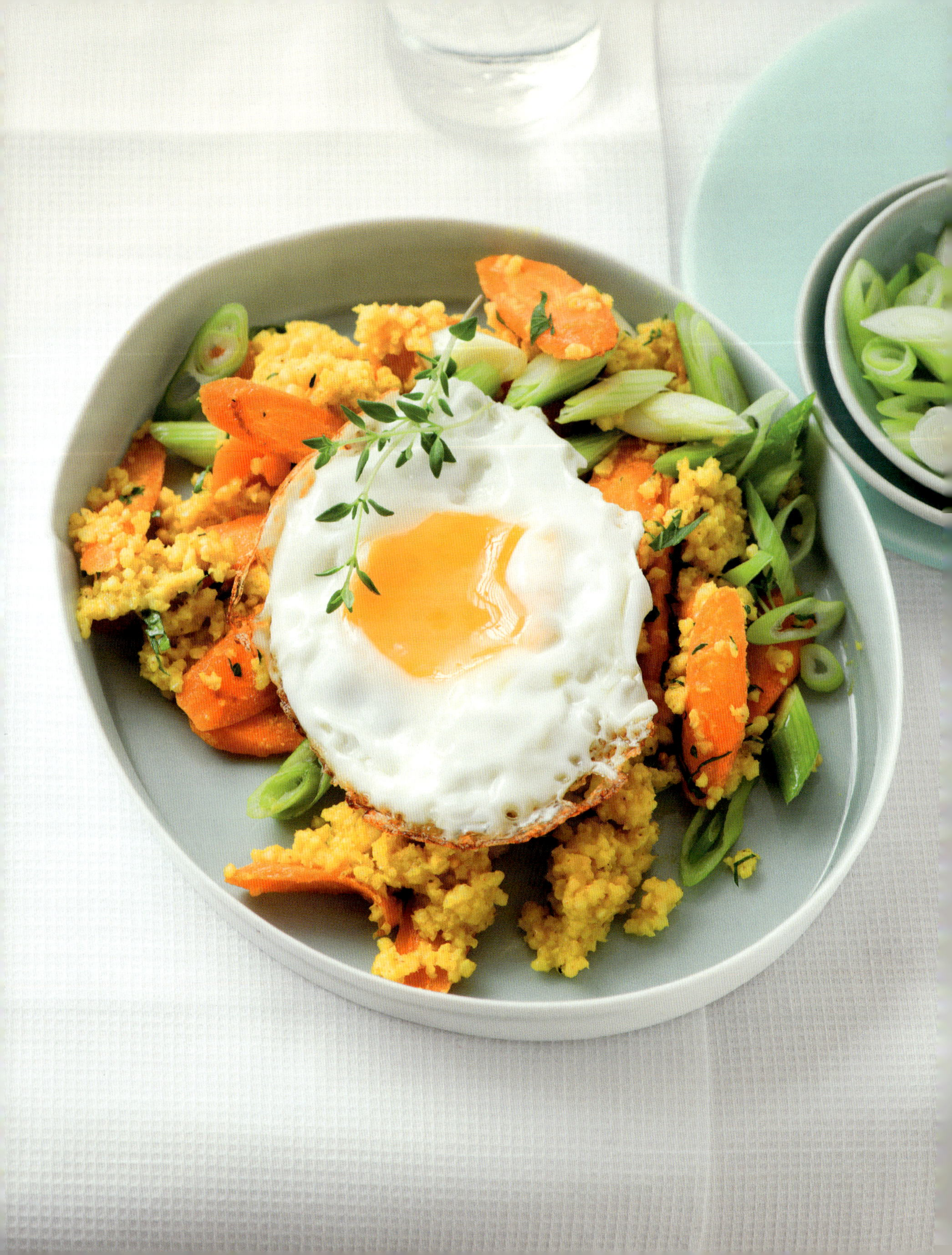

GEBRATENE HIRSE MIT SPIEGELEI

FÜR 4 PORTIONEN

- 250 g Hirse oder Schnellkochhirse
- 1 Prise edelsüßes Paprikapulver
- 1 Prise gemahlener Kümmel
- 1 Bund frische Petersilie
- 2 mittelgroße Karotten
- 1 Bund Frühlingszwiebeln
- 2 EL Olivenöl
- 1 Prise gemahlene Kurkuma
- 4 Eier
- Butter zum Braten
- Salz, gemahlener schwarzer Pfeffer

1 Die Hirse gut mit warmem Wasser waschen. ½ l Wasser in einen Topf füllen, die Hirse hinzufügen und zugedeckt aufkochen lassen (bei Schnellkochhirse die Packungsangabe befolgen). Bei schwacher Hitze ca. 15 Minuten köcheln und kurz vor Garzeitende 1 Prise Salz, Paprikapulver und Kümmel dazugeben. Etwas abkühlen lassen.

2 Die Petersilie waschen, trocken tupfen und fein hacken. Etwas mehr als die Hälfte der Petersilie unter die abgekühlte Hirse heben. Die Karotten waschen, schälen und in feine Streifen schneiden. Ebenso die Frühlingszwiebeln waschen, putzen und in feine Ringe schneiden.

3 Das Öl in einer Pfanne erhitzen und Karotten und Frühlingszwiebeln darin andünsten, mit Salz, Pfeffer und Kurkuma würzen. Die Hirse unterrühren und kurz mit anbraten, warm halten. Etwas Butter in einer Pfanne zerlassen und die Spiegeleier darin braten. Das Hirsegemüse auf Tellern anrichten, jeweils 1 Spiegelei daraufsetzen und mit der restlichen Petersilie garniert servieren.

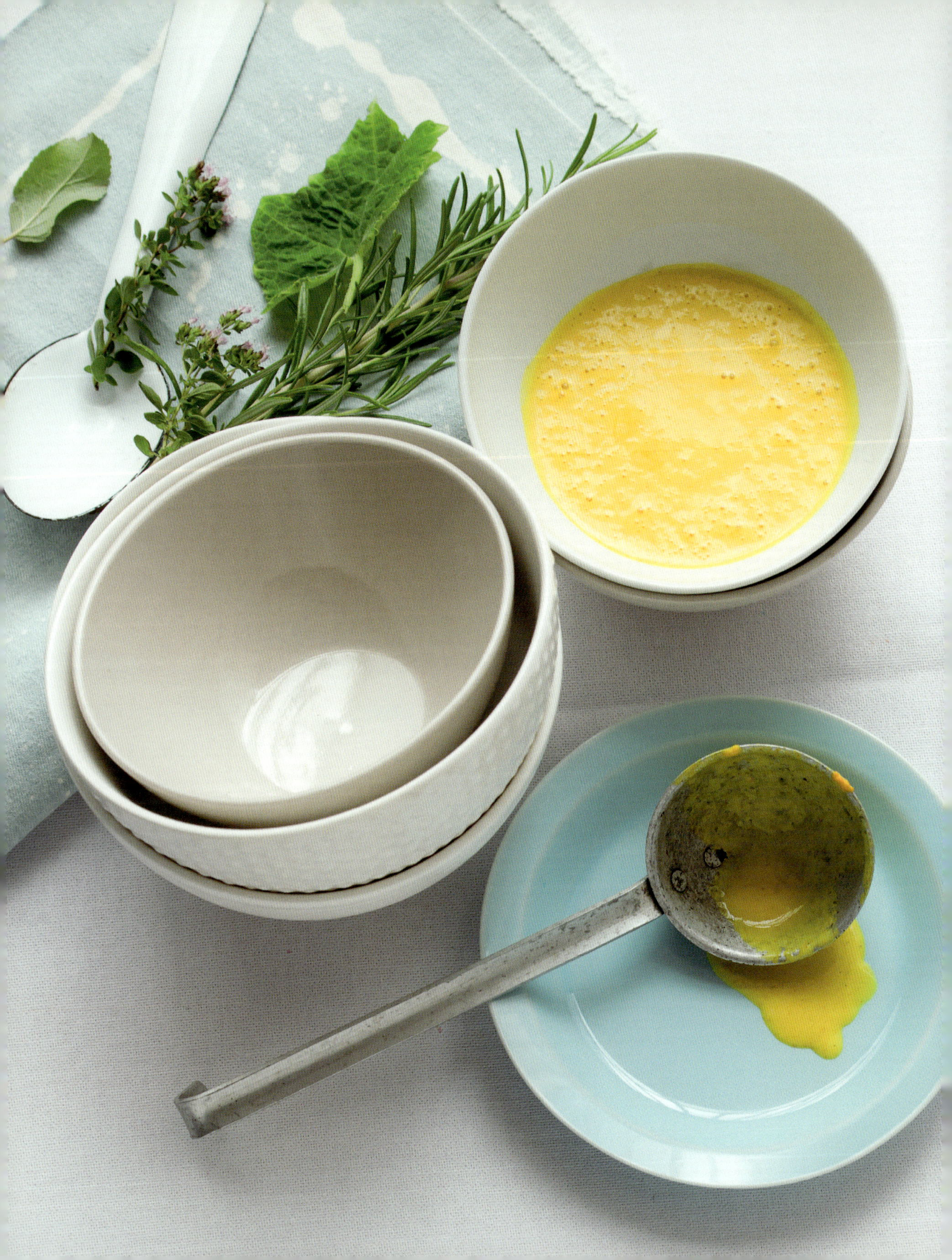

Suppen

Eine Küche ohne Suppen ist kaum vorstellbar. Auch mit Histaminintoleranz gibt es zahlreiche abwechslungsreiche Rezepte, die Sie zubereiten können. Die Rezepte in diesem Kapitel sind den Jahreszeiten zugeordnet, so können Sie im Lauf von Frühling, Sommer, Herbst und Winter immer wieder abwechseln.

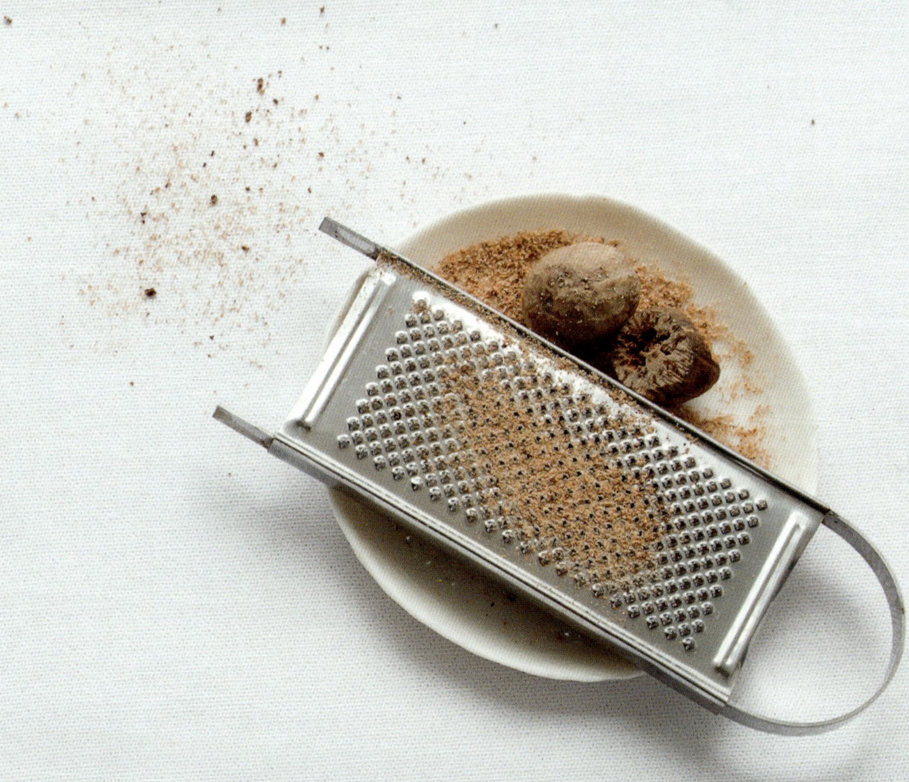

SPARGELSUPPE

(FRÜHJAHR/SOMMER)
FÜR 4 PORTIONEN

- 400 g mehligkochende Kartoffel
- 750 g weißer Spargel
- ½ Bund frischer Kerbel
- 2 EL Sonnenblumenöl
- 1 Lorbeerblatt
- 60 g Sahne
- 1 Prise gemahlener Koriander
- 1 TL Butterschmalz
- Salz, gemahlener schwarzer Pfeffer

1 Die Kartoffeln waschen, schälen und in Würfel schneiden. Den Spargel waschen, schälen und die holzigen Enden abschneiden, dabei die Spargelschalen aufheben. Den Spargel in Stücke schneiden, die Spargelköpfe beiseitelegen. Die Spargelschalen in ca. 1 l leicht gesalzenem Wasser ca. 10 Minuten kochen, abgießen und das Spargelwasser auffangen. Den Kerbel waschen, trocken tupfen, fein hacken und zum Garnieren beiseitestellen.

2 Das Öl in einem Topf erhitzen und die Kartoffel- und Spargelstücke (ohne die Spargelköpfe) darin unter Rühren anbraten. Mit dem Spargelwasser ablöschen und das Lorbeerblatt dazugeben. Die Suppe aufkochen und bei mittlerer Hitze ca. 20 Minuten kochen. Anschließend pürieren (Lorbeerblatt vorher entfernen!), die Sahne hinzufügen und die Suppe mit Salz, Pfeffer und Koriander abschmecken, warm stellen.

3 Die Spargelköpfe längs halbieren. Das Butterschmalz in einer Pfanne erhitzen und die Spargelköpfe darin kurz von jeder Seite kräftig anbraten. Die Spargelsuppe mit Spargelköpfen und Kerbel servieren.

TIPP: Für eine Fleischeinlage ca. 250 g frisches Hackfleisch und 1–2 EL gehackten Kerbel mischen, daraus kleine Bällchen formen und mit Salz und Pfeffer würzen. Die Bällchen einfach nach dem Pürieren in der Suppe ca. 15 Minuten gar ziehen lassen. Die Garzeit richtet sich auch nach der Größe der Hackbällchen, am besten eine Garprobe machen.

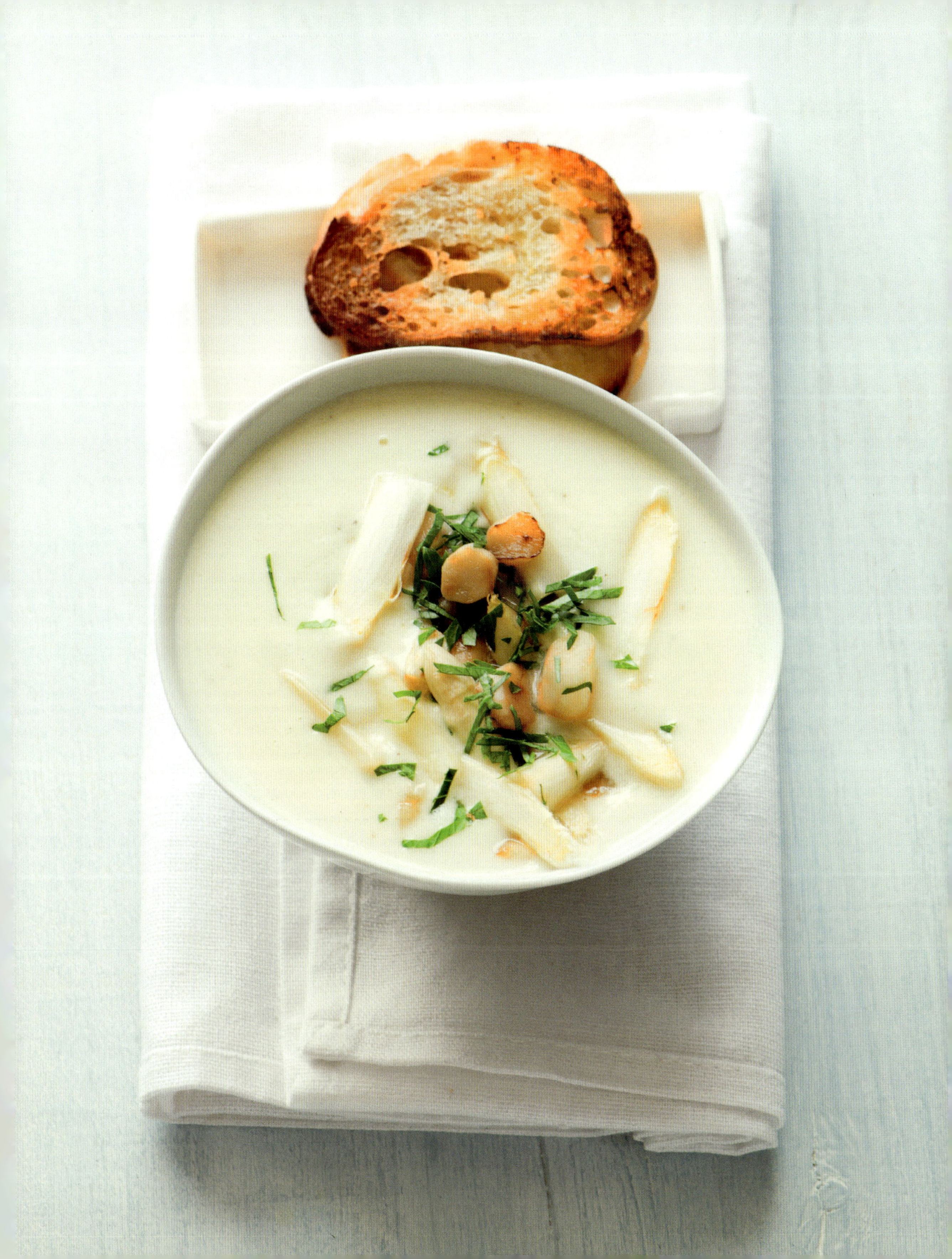

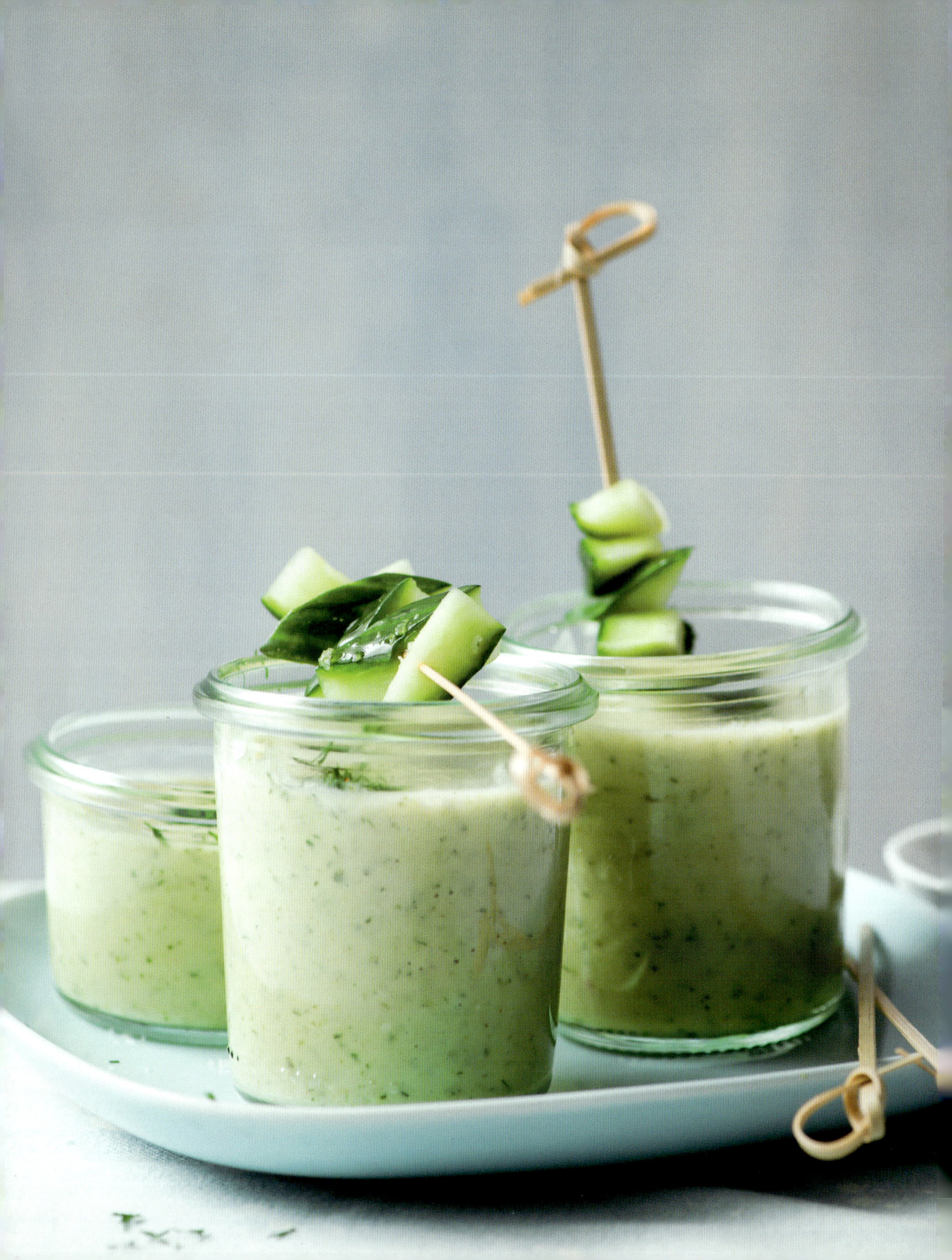

◄ GURKENSUPPE MIT DILL

(FRÜHJAHR/SOMMER)
FÜR 4 PORTIONEN

- 2–3 mittelgroße mehligkochende Kartoffeln
- 2 Salatgurken
- ½ Bund frischer Dill
- 2 EL Raps- oder Sonnenblumenöl
- 4 EL Apfelsaft
- 1 Prise edelsüßes Paprikapulver
- ¾ l Gemüsebrühe (siehe Seite 77)
- 100 g Sahne
- ½ TL rosa Pfefferkörner, gemörsert, nach Belieben
- Salz, gemahlener schwarzer Pfeffer

1 Die Kartoffeln waschen, schälen und grob zerkleinern. 1 Gurke waschen und in grobe Stücke schneiden. Die zweite Gurke waschen, halbieren, mit einem Teelöffel entkernen und in kleine Dreiecke schneiden. Dill waschen, trocken tupfen und fein hacken. Gurkendreiecke und Dill zum Garnieren beiseitestellen.
2 Das Öl in einem Topf erhitzen. Die Kartoffeln und die groben Gurkenstücke dazugeben und 1 Prise Salz, 1 EL Apfelsaft und das Paprikapulver hinzufügen. Mit der Gemüsebrühe aufgießen und zugedeckt ca. 10 Minuten weich kochen.
3 Die fertige Suppe mit Sahne, Salz, Pfeffer und dem restlichen Apfelsaft mischen und anschließend pürieren. Zum Servieren die Gurkendreiecke und ggf. den rosa Pfeffer unterheben und die Suppe mit dem Dill dekorieren.

KALTE ZUCCHINI-CREMESUPPE

(FRÜHJAHR/SOMMER)
FÜR 4 PORTIONEN

- 5 mittelgroße Zucchini
- 1 Salatgurke
- ca. 1 l Gemüsebrühe (siehe Seite 77)
- 2–3 EL Apfelsaft
- 1 Prise gemahlene Kurkuma
- 2 EL Olivenöl
- 1 Prise Zucker
- Salz, gemahlener schwarzer Pfeffer
- 1 Handvoll frische Minzblätter oder 1 Bund frischer Dill zum Garnieren

1 Zucchini und Gurke waschen, schälen und in grobe Stücke schneiden. Die Gemüsebrühe mit dem Apfelsaft erhitzen und Zucchini- und Gurkenwürfel dazugeben, mit Kurkuma würzen. Das Gemüse zugedeckt weich kochen, dann vorsichtig pürieren und dabei nach und nach das Olivenöl hinzufügen.
2 Die Suppe mit Salz und Pfeffer abschmecken, ggf. mit Zucker abrunden und abkühlen lassen. Die Suppe kann lauwarm oder kalt serviert werden. Nach Belieben sommerlich frisch mit gehackter Minze oder fein geschnittenem Dill garnieren.

TIPP: Das Rezept für eine selbst gemachte Gemüsebrühe finden Sie in diesem Kapitel auf Seite 77. Wenn es Ihnen zu aufwendig ist, dann nur Brühwürfel bester Qualität nach Packungsangabe verwenden.

KARTOFFELSUPPE MIT APFELSPALTEN

(HERBST/WINTER)
FÜR 2 PORTIONEN

- 1 kleine Zwiebel
- 300 g mehligkochende Kartoffeln
- 3 EL Sonnenblumenöl
- ½ l Gemüsebrühe (siehe Seite 77)
- 1 mittelgroßer Apfel (z. B. Boskop)
- 200 g Schmand
- 1 EL gehackte Petersilie (frisch oder TK)
- Salz, gemahlener schwarzer Pfeffer

1 Die Zwiebel schälen und in Würfel schneiden. Die Kartoffeln waschen, schälen und in ca. 2 cm große Würfel schneiden. 2 EL Öl in einem Topf erhitzen und die Zwiebel darin glasig dünsten, dann die Kartoffeln dazugeben und alles mit Gemüsebrühe ablöschen. Zugedeckt bei mittlerer Hitze ca. 15 Minuten kochen lassen, bis die Kartoffeln gar sind.
2 Inzwischen den Apfel waschen, schälen, das Kerngehäuse entfernen und den Apfel in breite Streifen schneiden. In einer Pfanne 1 EL Öl erhitzen und die Apfelstreifen darin anbraten. Dann 2 EL Wasser dazugeben und die Äpfel zugedeckt weich garen lassen.
3 Die fertige Suppe mit dem Schmand mischen, fein pürieren und mit Salz und Pfeffer abschmecken. Mit der gehackten Petersilie und den Apfelscheiben garniert servieren.

TIPP: Wenn Sie es lieber herzhaft mögen, können Sie die Apfelspalten weglassen und – je nach Verträglichkeit – stattdessen geröstete Zwiebelringe über die Suppe streuen. Oder beides – schmeckt auch prima!

KAROTTEN-APRIKOSEN-SUPPE ▸

(FRÜHJAHR/SOMMER)
FÜR 4 PORTIONEN

- 1 kg Karotten
- 4 mittelgroße Aprikosen
- ½ Bund frisches Basilikum
- 2 EL Olivenöl
- 1 Prise Curry (nach Belieben scharf)
- 50 ml Apfelsaft
- 1 kleine Prise Zucker
- 800 ml kochendes Wasser
- Salz, gemahlener schwarzer Pfeffer

1 Die Karotten waschen, schälen und würfeln. Die Aprikosen waschen, entsteinen und ebenfalls in Würfel schneiden. Basilikum waschen, trocken tupfen und die Blätter von den Stängeln zupfen.
2 Das Öl in einem Topf erhitzen. Die Karottenwürfel dazugeben, ca. 3 Minuten unter Rühren bräunen und andünsten lassen. Die Aprikosen hinzufügen, mit Salz, Pfeffer und Curry würzen und den Apfelsaft unterrühren. Zucker dazugeben, alles mit dem kochenden Wasser ablöschen und 10 Minuten köcheln lassen. Die fertige Suppe pürieren, mit den Basilikumblättern bestreuen und servieren.

TIPP: Anstelle der frischen Aprikosen können im Herbst oder Winter bei dieser Suppe auch 6–8 getrocknete Aprikosen verwendet werden. Dabei die Aprikosen am besten in wenig Wasser ca. 40 Minuten einweichen und danach in Würfel schneiden.

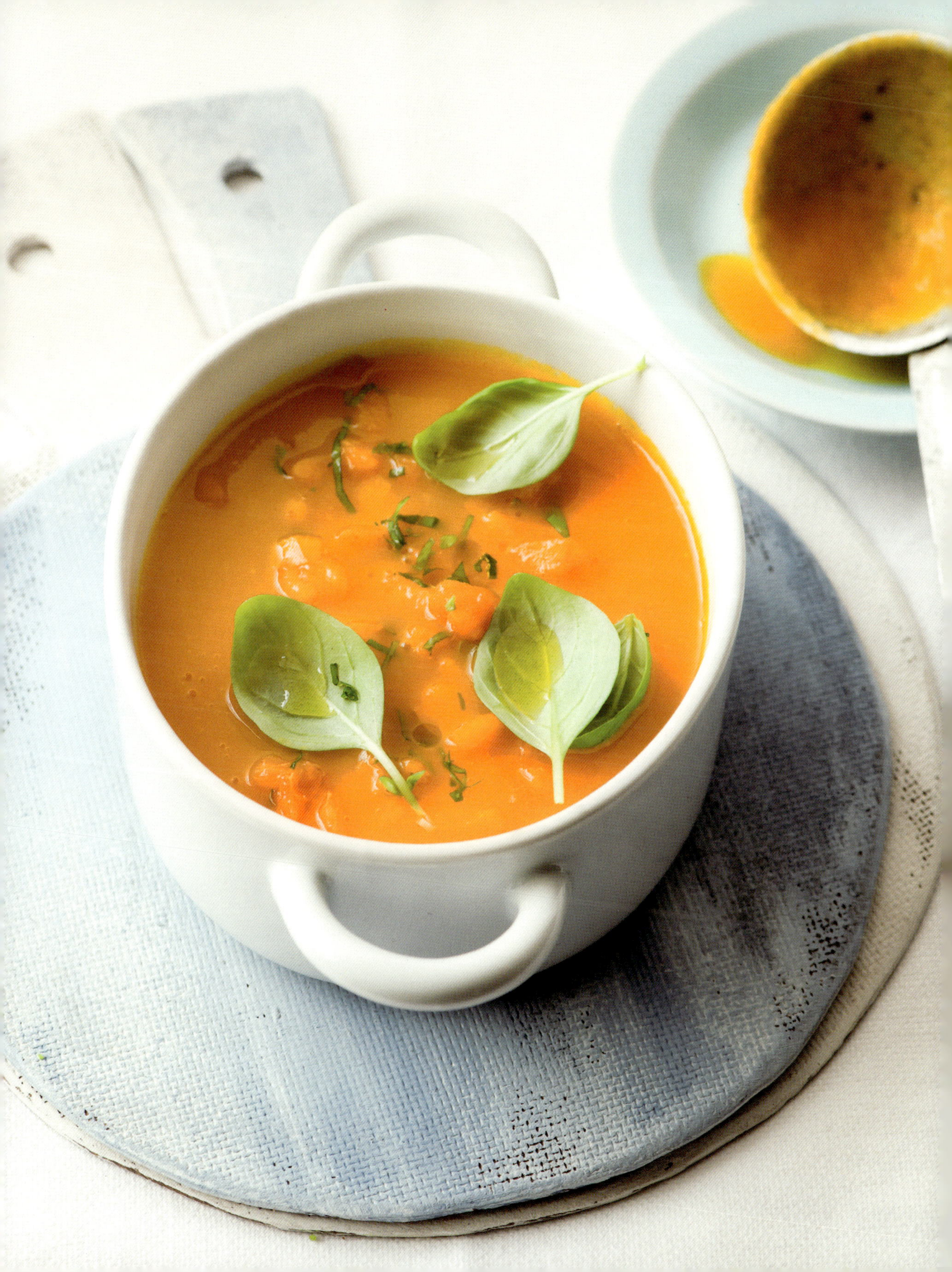

KÜRBIS-KOKOS-SUPPE

(HERBST/WINTER)
FÜR 4 PORTIONEN

- 1 Zwiebel
- 1 Knoblauchzehe
- 600–800 g Hokkaido-Kürbis
- 2 EL Olivenöl
- Currypulver
- gemahlene Kurkuma
- 1 Stück Ingwer (ca. 3 cm), gerieben
- 400 ml Kokosmilch
- 600 ml Gemüsebrühe (siehe Seite 77)
- 1 Prise Zucker
- Salz, gemahlener schwarzer Pfeffer

1 Die Zwiebel und den Knoblauch schälen und in kleine Würfel schneiden. Den Hokkaido-Kürbis nicht schälen, aber gut waschen und anschließend in größere Würfel schneiden.
2 Das Öl in einem Topf erhitzen und Zwiebel und Knoblauch darin andünsten. Die Kürbiswürfel dazugeben, mit Curry und Kurkuma (Mengen nach Belieben) würzen und unter Rühren kurz rösten. Den Ingwer ebenfalls zur Suppe geben.
3 Alles mit Kokosmilch und Gemüsebrühe auffüllen und ca. 15 Minuten köcheln lassen. Die fertige Suppe mit dem Stabmixer pürieren und mit Salz, Pfeffer und Zucker abschmecken.

SÜSSKARTOFFELSUPPE

(HERBST/WINTER)
FÜR 4 PORTIONEN

- 400 g Süßkartoffeln
- 300 g Karotten
- ca. 1 l Gemüsebrühe (siehe Seite 77)
- Muskat nach Belieben
- 1 Stück Ingwer (ca. 3 cm), gerieben
- 1 Prise Zimt oder Vanillepulver
- 1 Prise gemahlene Kurkuma
- 1 EL Ahornsirup
- Salz, gemahlener schwarzer Pfeffer

1 Die Süßkartoffeln und die Karotten waschen, schälen und in kleine Stücke schneiden. Das Gemüse mit der Brühe in einen Topf geben und darin 40–50 Minuten weich kochen. Die Süßkartoffeln sollen richtig weich sein (Garprobe!).
2 Die fertige Suppe mit dem Stabmixer fein pürieren. Mit Salz, Pfeffer, Muskat, Ingwer, Zimt oder Vanillepulver, Kurkuma und Ahornsirup abschmecken und servieren.

MEDITERRANE GEMÜSEBRÜHE

(GRUNDREZEPT) FÜR CA. 1,2 L BRÜHE

- 2 mittelgroße Karotten
- 2 mittelgroße Fenchelknollen
- 1 Brokkolistrunk
- 4 Stangen Staudensellerie
- einige Blumenkohlröschen
- 1 Knoblauchzehe
- 1 mittelgroße Zwiebel
- 2 EL Olivenöl
- 3 frische Basilikumstängel
- 8 schwarze Pfefferkörner
- 1 Prise Safranfäden nach Belieben
- 3 Lorbeerblätter
- Salz, gemahlener schwarzer Pfeffer

1 Karotten, Fenchel, Brokkoli und Sellerie waschen und putzen, den Sellerie ggf. entfädeln. Die Blumenkohlröschen abzupfen und waschen. Alle Gemüsesorten grob zerkleinern. Knoblauch schälen und mit einem Messerrücken zerdrücken. Die Zwiebel waschen und nicht schälen, das gibt der Brühe etwas Farbe.

2 Das Öl in einem großen Topf erhitzen, Gemüse, Knoblauch und Zwiebel dazugeben und bei schwacher Hitze unter häufigem Rühren 10 Minuten andünsten. Hierbei entstehen Röststoffe, die der Brühe später den guten Geschmack verleihen. Mit 2,5 l Wasser aufgießen und alles zum Kochen bringen.

3 Das Basilikum waschen, trocken tupfen, grob zerkleinern und mit Pfefferkörnern, ggf. Safran und Lorbeerblättern in den Topf geben. Die Suppe bei mittlerer Hitze zugedeckt ca. 1 Stunde kochen lassen, auftretenden Schaum ggf. zwischendurch mit einer Schaumkelle abschöpfen.

4 Nach dem Kochen die Flüssigkeit durch ein feines Sieb in einen weiteren Topf geben und bei starker Hitze auf ca. 1,2 l Gemüsebrühe einkochen. Die Brühe gleich weiterverwenden oder abgekühlt im Kühlschrank aufbewahren, sie hält sich dort bis zu 3 Tagen. Alternativ die Brühe einfrieren, sie ist tiefgekühlt mehrere Monate haltbar.

TIPP: Je nach Saison kommen noch Spargelschalen (Bio-Qualität), Mangoldstiele, Knollensellerie oder Kohlblätter zur Brühe dazu. Verwenden Sie natürlich nur das Gemüse, welches Sie gut vertragen!

ROTE-BETE-SUPPE

(HERBST/WINTER)
FÜR 4 PORTIONEN

- 5 mittelgroße Rote Beten
- ¼ mittelgroße Sellerieknolle
- 2 mittelgroße Karotten
- 1 großer säuerlicher Apfel (z. B. Jona Gold)
- 1 Stück frische Meerrettichwurzel (ca. 2 cm), nach Belieben und Verträglichkeit
- 1 EL Olivenöl
- 1 EL gemahlener Kümmel
- 1 l Gemüsebrühe (siehe Seite 77)
- ca. 1 l heißes Wasser
- 1 EL Apfelsaft
- 1–2 TL Zucker
- Salz

1 Die Rote Beten, den Sellerie und die Kartoffeln waschen, schälen und in grobe Würfel schneiden. Den Apfel waschen, vierteln, das Kerngehäuse entfernen und die Viertel in Stücke schneiden. Den Meerrettich schälen und fein reiben.
2 Das Öl in einem Topf erhitzen und die Gemüsewürfel dazugeben. Mit Kümmel bestreuen, mit der Gemüsebrühe aufgießen und zugedeckt weich kochen lassen. Kurz vor Ende der Garzeit die Apfelstücke dazugeben und einige Minuten mitkochen lassen.
3 Die fertige Suppe mit dem Stabmixer pürieren und mit dem heißen Wasser bis zur gewünschten Konsistenz verdünnen. Mit Apfelsaft, Zucker, ggf. Meerrettich und Salz abschmecken und nochmals kurz aufkochen.

TIPP: Wenn Sie mit frischen Rote-Bete-Knollen arbeiten, empfiehlt es sich, Einmalhandschuhe zu verwenden, damit sich die Hände nicht so stark verfärben.

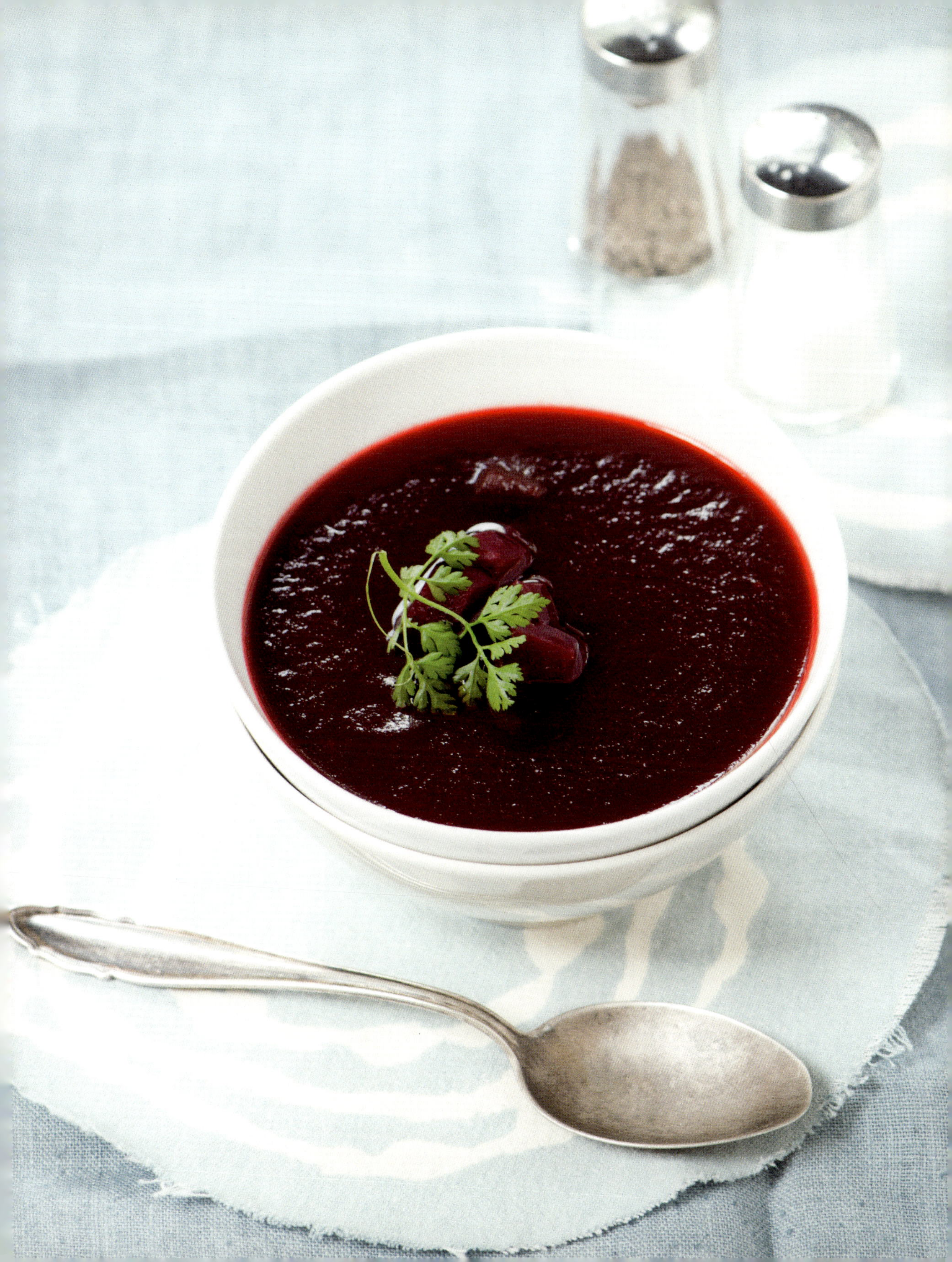

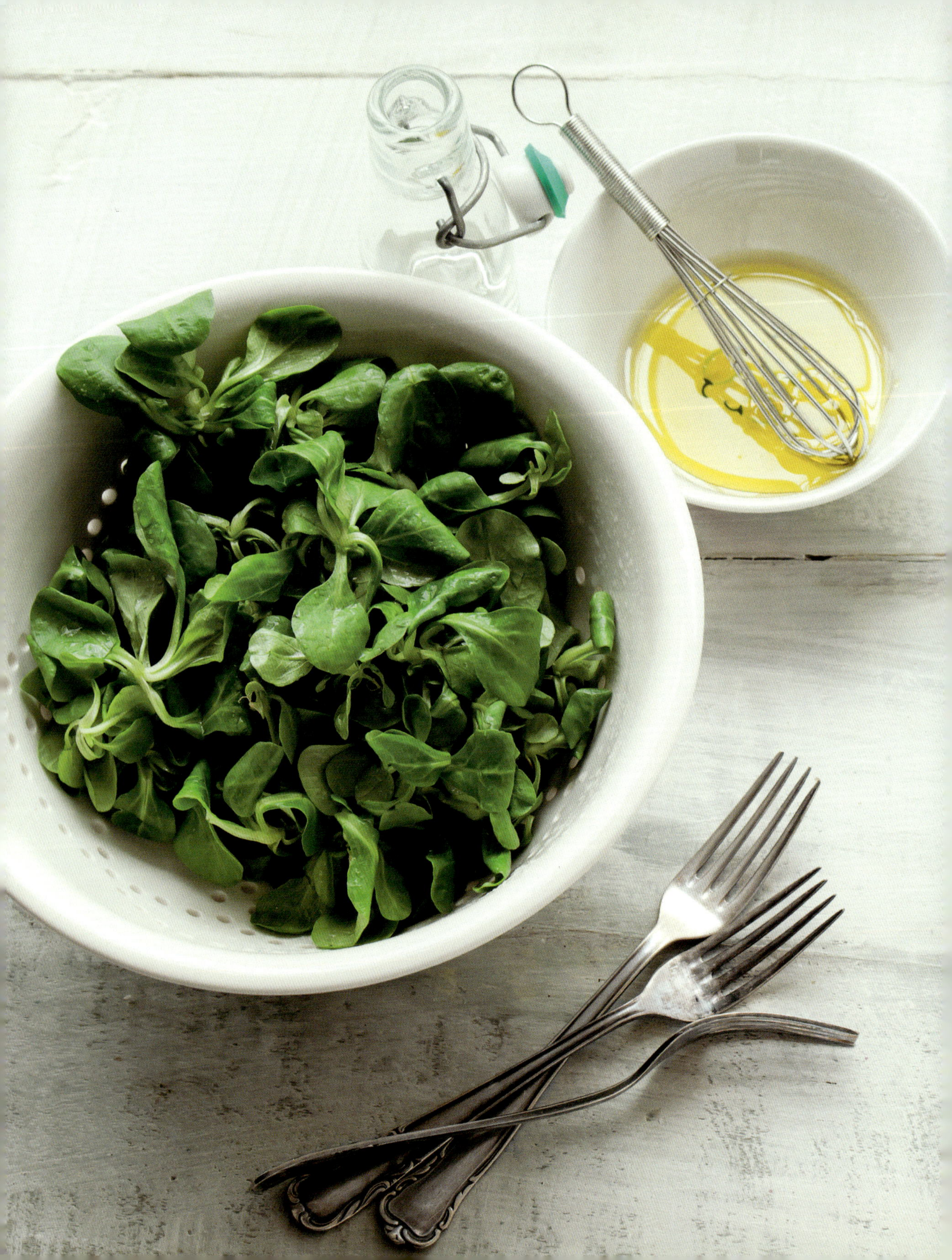

Vorspeisen und Salate

Die Vorspeisen und Salate können Sie beliebig und nach Jahreszeit kombinieren. Manches Gericht ist so auch schon zu einer Hauptspeise geworden. Übrigens: Die Frühstücksideen vorne im Buch lassen sich teilweise auch gut als kleine Vorspeisen servieren.

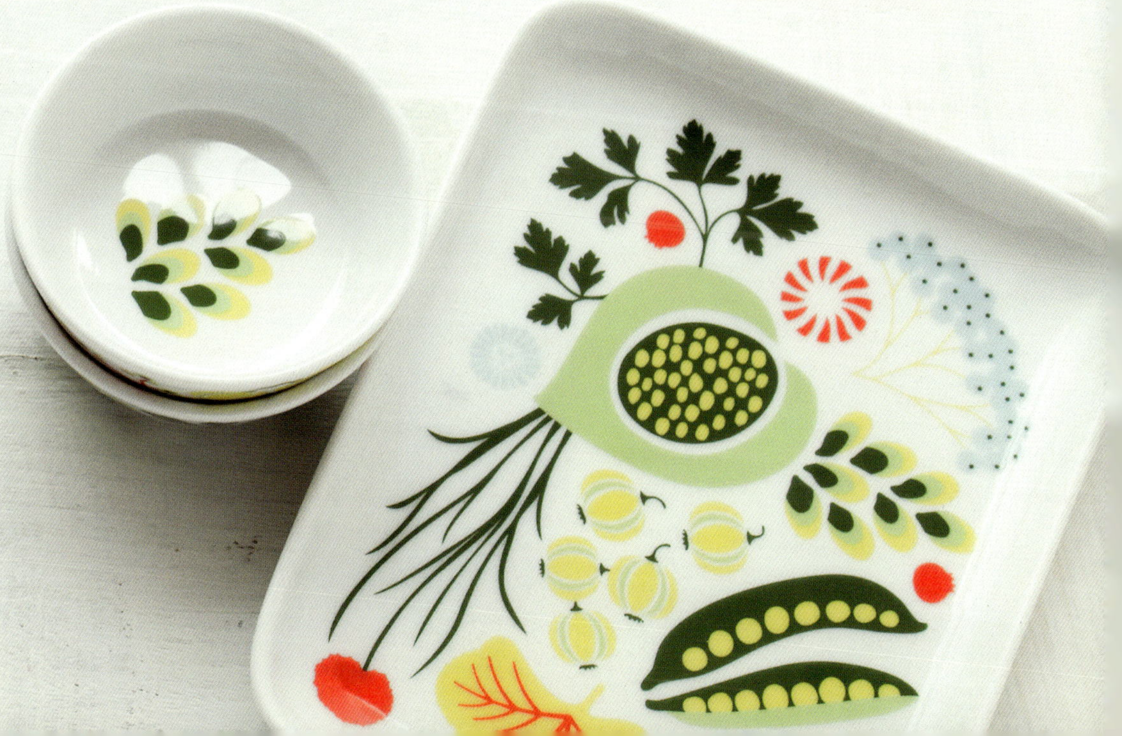

ZIEGENKÄSE IN FILOTEIG

FÜR 4 PORTIONEN

- ½ Bund frischer Thymian
- 200 g Ziegenfrischkäse
- 3 EL Honig
- 4 Blätter Filoteig (Fertigprodukt)
- 2–3 EL Butter, zerlassen
- Salz, gemahlener schwarzer Pfeffer

1 Den Backofen auf 200–220 °C vorheizen. Den Thymian waschen, trocken tupfen und die Blättchen abzupfen. Den Ziegenkäse mit dem Honig und einigen Thymianblättchen verrühren und mit Salz und Pfeffer abschmecken.

2 Den Filoteig mit zerlassener Butter einstreichen. Je 1 Klecks Ziegenkäsemasse daraufgeben und jeweils zu einem kleinen Päckchen wickeln. Das Päckchen außen nochmals mit Butter einstreichen. Auf ein mit Backpapier belegtes Backblech oder in eine ofenfeste Form geben und im vorgeheizten Backofen auf der mittleren Schiene ca. 10 Minuten goldgelb backen. Dabei bitte öfters nachsehen, Filoteig kann schnell verbrennen.

KARTOFFEL-SPARGEL-SALAT ▶

FÜR 4 PORTIONEN

- 1 kg festkochende Kartoffeln
- 500 g Spargel, grün oder weiß nach Belieben
- 1 kleine Zwiebel
- 3 EL Sonnenblumenöl
- 1 Bund Radieschen
- 2 kleine Karotten
- 250 g Schmand
- 2 EL Branntweinessig nach Verträglichkeit
- 5–7 EL gehackte, frische Kräuter (ggf. 1 Päckchen „Frankfurter Grüne Sauce")
- 2–3 EL Milch bei Bedarf
- Salz, gemahlener schwarzer Pfeffer

1 Kartoffeln waschen, in Wasser 20–30 Minuten kochen, abgießen und beiseitestellen. Spargel waschen, schälen und in kleine Stücke schneiden. Zwiebel schälen und fein würfeln. Zwiebel mit den Spargelstücken in einer Pfanne in 1 EL heißem Öl 5–7 Minuten unter Wenden anbraten. Der Spargel soll noch leicht bissfest sein.

2 Radieschen waschen, putzen und vierteln. Karotten waschen, schälen und in feine Scheiben schneiden. Die etwas abgekühlten Kartoffeln pellen und in breite Scheiben schneiden.

3 In einer großen Schüssel den Schmand mit Essig und übrigem Öl, Kräutern, Salz und Pfeffer verrühren. Bei Bedarf 2–3 EL Milch dazugeben und alles glatt rühren. Das Dressing unter die übrigen Salatzutaten heben und den Salat lauwarm servieren.

TIPP: In die klassische „Grüne Sauce" gehören folgende Kräuter: Borretsch, Kerbel, Kresse, Petersilie, Pimpernelle, Sauerampfer und Schnittlauch. Auf hessischen und inzwischen schon auf überregionalen Wochenmärkten werden sie fertig im Päckchen angeboten.

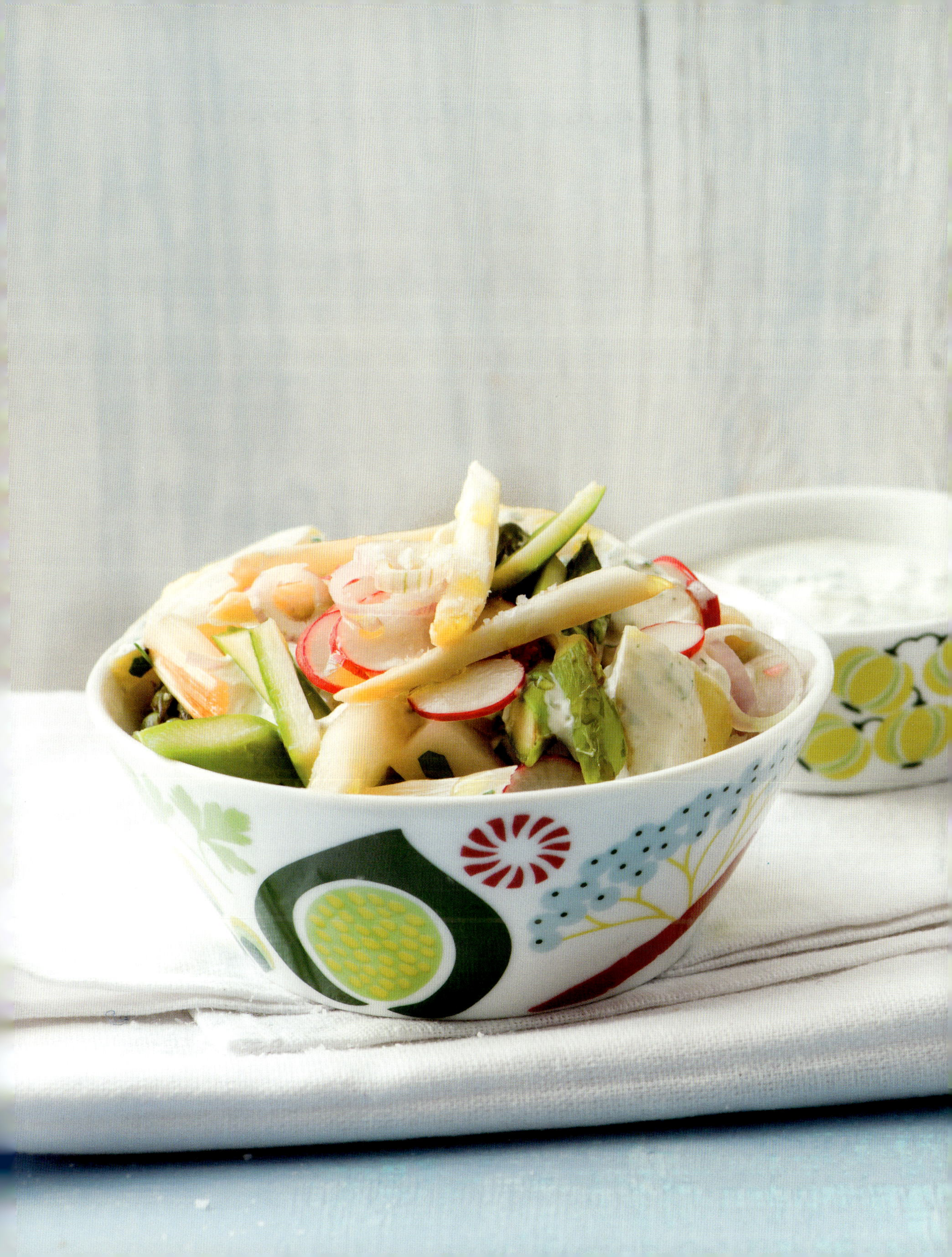

SUSHI-REIS KOCHEN

FÜR 4 MAKI-ROLLEN (ODER ANDERE SUSHI-VARIANTEN)

- 180 g Sushi-Reis
- 1½–2 EL Branntweinessig nach Verträglichkeit
- 1½ EL Zucker
- 1 TL Salz

1 Den Reis in einem Sieb zunächst gründlich waschen, damit ein großer Teil der Stärke entfernt wird. Dann gut abtropfen lassen und den Waschvorgang so oft wiederholen, bis das austretende Wasser klar ist.

2 Den Reis in einem Topf mit ca. 230 ml frischem Wasser auffüllen, ca. 40 Minuten kalt quellen lassen und anschließend mit geschlossenem Deckel garen. Der Reis soll zu Beginn einmal aufkochen, dann die Hitze herunterschalten und den Reis in 10–15 Minuten gar ziehen lassen. Der Reis sollte dann die gesamte Flüssigkeit aufgenommen haben.

3 Den Reis 10–15 Minuten abkühlen lassen, dazu den Deckel abnehmen und den Topf mit einem Geschirrtuch zudecken. Inzwischen den Essig mit Zucker und Salz leicht erwärmen, so dass sich Zucker und Salz vollständig auflösen.

4 Den Reis in eine möglichst große Auflaufform geben und die Reisessigmischung darüber verteilen. Vorsichtig (!) verrühren, damit die Reiskörner nicht zerstört werden. Wer viel Zeit und Geduld hat, kann dem Reis zum Abkühlen noch Luft zufächeln. Anschließend zu beliebigen Sushis verarbeiten.

TIPP: In Japan gibt es für die Sushi-Zubereitung natürlich viele spezielle Werkzeuge. Sie können sich aber auch einfach mit Gerätschaften aus Ihrer Küche behelfen: Eine große Auflaufform ersetzt beim Reisabkühlen einen besonderen flachen Zedernholzbehälter, den japanischen Hangiri.

VEGETARISCHE MAKI

FÜR CA. 4 MAKI-ROLLEN

- 1 Päckchen Seetang-Platten (Nori)
- 1 Rezept Sushi-Reis (siehe Seite 84)
- ca. 200 g Gemüse (Chinakohl, Gurke, Karotten, Paprika usw.), klein bzw. in dünne, längliche Streifen geschnitten
- Bambusmatte zum Rollen

1 Die Nori-Blätter in einer Pfanne ohne Fett kurz rösten. Dann halbieren und mit der glänzenden Seite nach unten auf die Bambusmatte legen. Den Reis dünn auf dem Seetang verteilen, ggf. ein Messer dafür zu Hilfe nehmen (es ist beim ersten Durchgang nicht ganz leicht, weil der Reis klebrig ist). Dabei am oberen Rand des Nori-Blattes ca. 2 cm frei lassen, an den übrigen Rändern ca. 1 cm.
2 Die dünn geschnittenen Gemüsesorten auf dem Reis verteilen, nicht zu viel Füllung hineingeben, sonst lässt sich das Ganze nicht gut rollen. Das mit Reis und Gemüse belegte Nori-Blatt mithilfe der Bambusmatte mit etwas Druck aufrollen. Die Rolle zuletzt noch einmal kräftig andrücken, kurz beiseitelegen und dann quer in sechs bis acht gleichmäßige Stücke schneiden.

TIPP: Bei Histaminintoleranz verzichten Sie bitte auf Wasabi und Sojasauce zu Sushi. Für Maki-Rollen wird eine Bambusmatte benötigt, um den Reis in die typische Form zu bringen. Sie können solch preiswertes Werkzeug gut in Asialäden kaufen. Wer gerne experimentiert, kann auch ein Bambus-Tischset verwenden, das sich allerdings gut aufrollen lassen sollte.

TIPP: Wer die Noriblätter (aus Algen hergestellt) nicht mag oder verträgt, kann auch einfach Reisbällchen formen und diese mit dem Gemüse belegen. Fortgeschrittene schaffen es auch, den Reis fest um das Gemüse zu wickeln!

MOZZARELLA MIT ROTER BETE

FÜR 4 PORTIONEN

- 600 g Rote Beten (ggf. vorgegart und vakuumiert)
- ½ Bund frische Petersilie oder Rosmarin
- 4 EL Branntweinessig oder Apfelsaft, nach Belieben und Verträglichkeit
- 1 Prise Zucker
- 6 EL Olivenöl
- 2 Kugeln Mozzarella
- Salz, gemahlener schwarzer Pfeffer

1 Die Rote Beten waschen und in einem Topf in Salzwasser gar kochen. Abgießen, abkühlen lassen und kühl stellen (vorgegarte Rote Beten abtropfen lassen). Inzwischen die Petersilie oder den Rosmarin waschen, trocken tupfen und fein hacken.

2 Die Rote Bete in ca. 1 cm dicke Scheiben schneiden. Den Essig mit Salz, Pfeffer, Zucker und 5 EL Öl verrühren, über die Rote Bete geben und alles ca. 1 Stunde marinieren.

3 Den Mozzarella abtropfen lassen, trocken tupfen und in ca. 1 cm dicke Scheiben schneiden. Die marinierten Rote Beten und den Mozzarella dachziegelartig auf einer Platte anordnen und mit den gehackten Kräutern bestreuen. Zuletzt noch 1 EL Öl darüberträufeln und den Salat mit Brot servieren.

TIPP: Italienfans erkennen in dieser Vorspeise eine Variante der „Caprese" (was so viel wie „zur Insel Capri gehörend" bedeutet). Die Farben der Original-Caprese sind rote Tomaten, weißer Mozzarella und grüner Basilikum – die Nationalfarben Italiens.

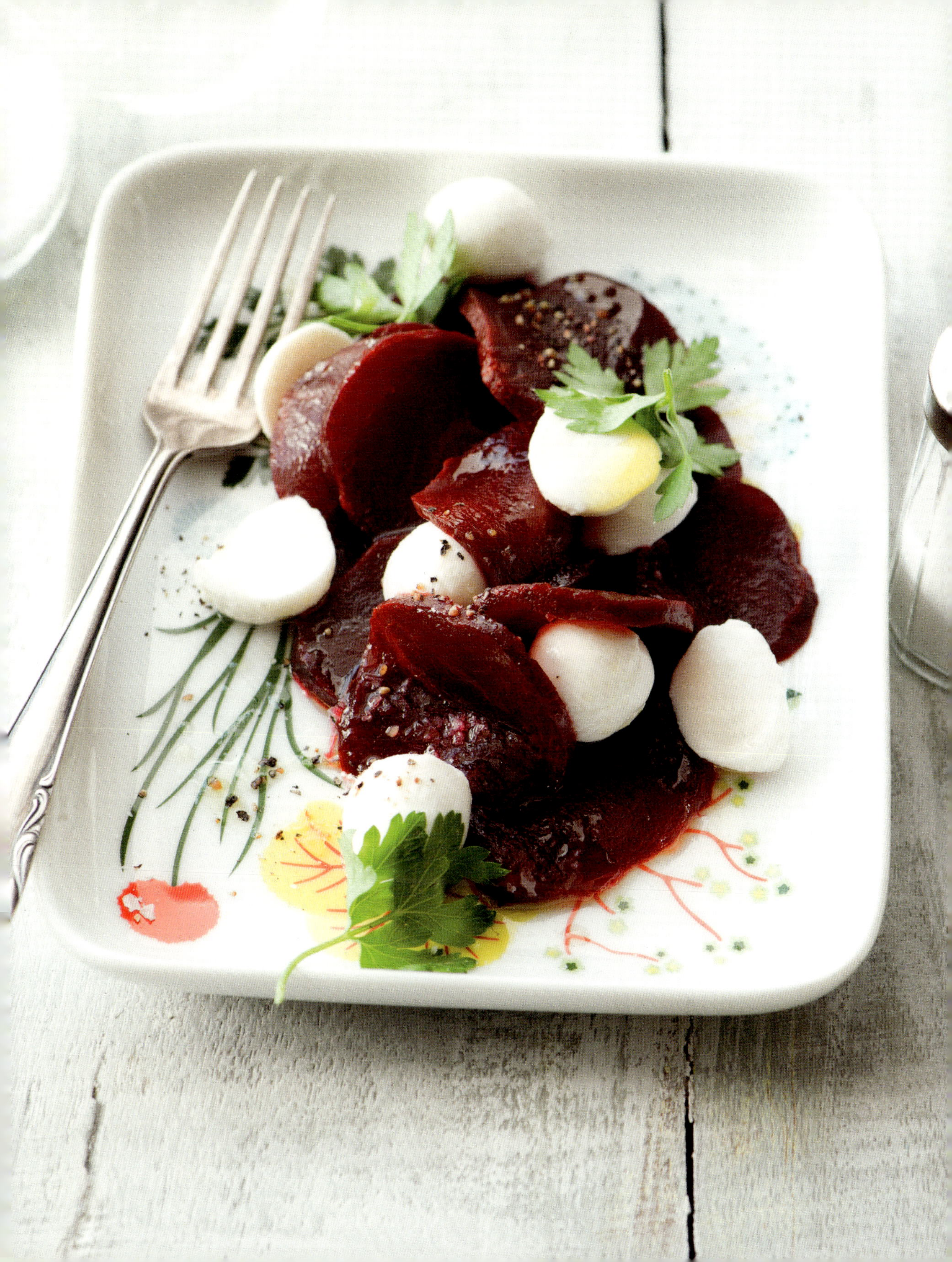

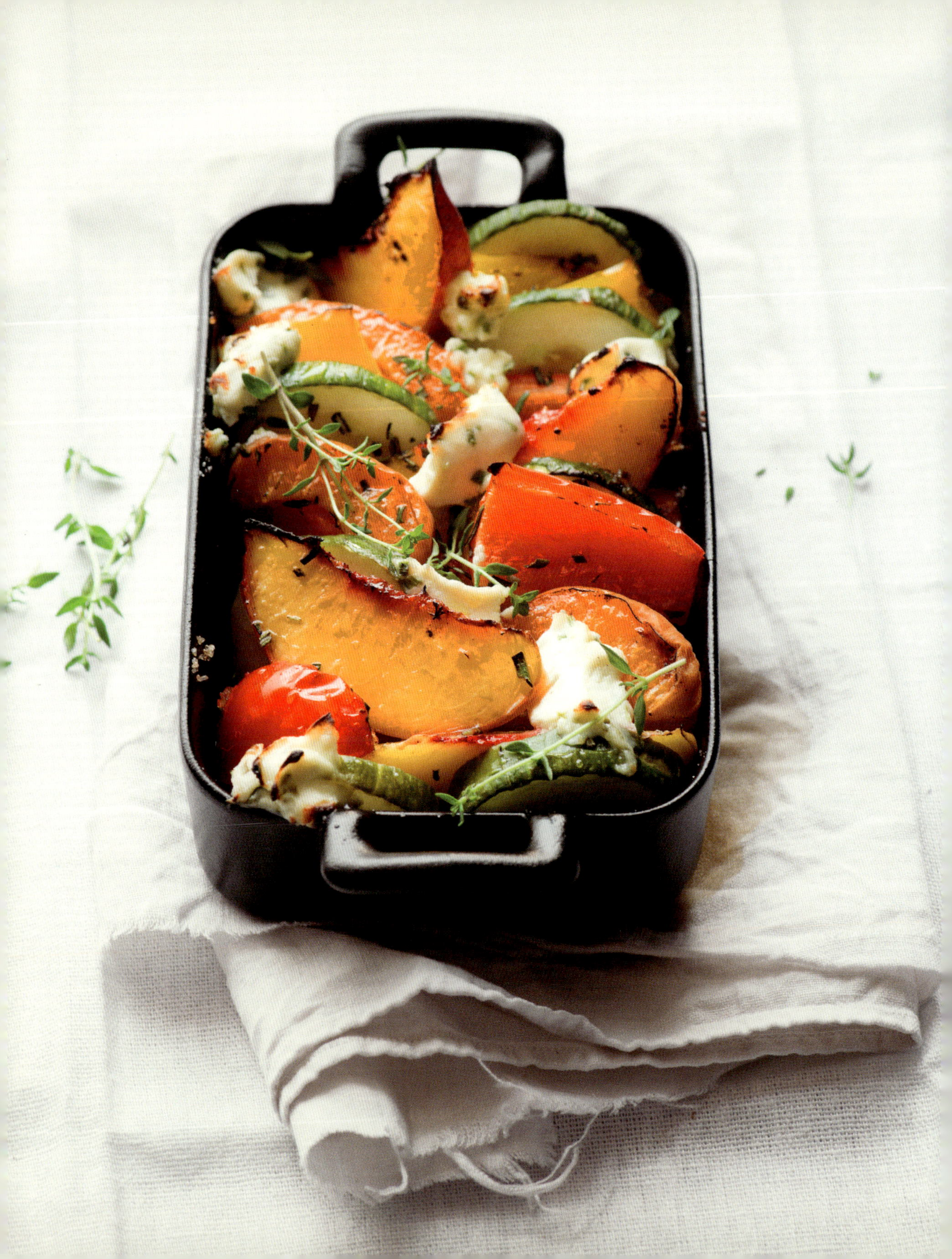

FRUCHTIGES OFENGEMÜSE MIT ZIEGENKÄSE

FÜR 2 PORTIONEN

- je 1 rote und gelbe Paprika
- 1 Zucchini
- 2 mittelgroße Pfirsiche oder 7–8 getrocknete Aprikosen
- 1 kleine rote Zwiebel
- 2–3 EL Olivenöl
- 2 kleine Stücke Ziegenfrischkäse nach Belieben
- 1 EL gehackte, frische oder getrocknete Kräuter (z. B. Rosmarin, Majoran)
- 1 EL Ahornsirup oder Honig
- Salz, gemahlener schwarzer Pfeffer

1 Den Backofengrill vorheizen. Die Paprika waschen, halbieren, putzen und in mundgerechte Stücke schneiden. Die Zucchini waschen, putzen und in mittelgroße Würfel schneiden. Die Pfirsiche waschen, halbieren, entkernen und in ca. 1 cm dicke Scheiben schneiden (Trockenaprikosen in Würfel schneiden und ca. 40 Minuten in Wasser eingelegen, damit sie weicher werden; Softaprikosen müssen nicht eingeweicht werden). Die Zwiebel schälen und in feine Würfel schneiden.

2 In einer Pfanne 1–2 EL Öl erhitzen und alle Gemüsesorten darin scharf anbraten, mit Salz und Pfeffer würzen. Zwei ofenfeste Formen mit 1 EL Öl einstreichen und Gemüse und Obst darin einschichten. Ggf. den Ziegenkäse darüberbröckeln und mit Kräutern und Ahornsirup beträufeln. Die Formen unter dem vorgeheizten Backofengrill auf der mittleren Schiene 5–7 Minuten überbacken.

TIPP: Wer keinen Ziegenkäse mag, lässt ihn beim Überbacken einfach weg und serviert das Ofengemüse mit einem Kräuterdip (siehe Seite 95).

KAROTTENSALAT MIT INGWER UND KORIANDER

FÜR 4 PORTIONEN

- 4 EL Apfelsaft
- 2 TL Ahornsirup
- 2 EL Olivenöl
- 2 TL Rapsöl
- 1 Stück Ingwer (ca. 1 cm), gerieben
- 2 mittelgroße Zwiebeln, fein gehackt
- 2 Knoblauchzehen
- 3 EL geschälte Mandeln, gehackt
- 600 g Karotten
- ½ Bund frischer Koriander
- 1 Prise Zucker
- Salz, gemahlener schwarzer Pfeffer

1 Für das Dressing in einer Salatschüssel Saft, Ahornsirup und beide Ölsorten verrühren. Ingwer und Zwiebeln dazugeben, den Knoblauch schälen und dazupressen. Das Dressing mit Salz abschmecken und mindestens 1 Stunde ziehen lassen.
2 Inzwischen die gehackten Mandeln in einer Pfanne ohne Fett rösten. Die Karotten waschen, schälen und in feine Scheiben reiben. Den Koriander waschen, trocken tupfen und grob hacken. Geröstete Mandeln, Karotten und Koriander unter das Dressing heben und den Salat nochmals mit Salz, Pfeffer und Zucker abschmecken.

APFEL-QUINOA-SALAT MIT MANDELN

FÜR 4 PORTIONEN

- 150 g Rosinen oder andere Trockenfrüchte
- 2–3 frische Minzestängel
- 3 TL flüssiger Honig
- 3 TL warmes Wasser
- 6–8 EL Olivenöl
- 150 g Quinoa
- 1½ mittelgroße Äpfel (z. B. Elstar oder Cox Orange)
- 100 g geschälte Mandeln
- Salz, gemahlener schwarzer Pfeffer

1 Nach Belieben die Rosinen oder Trockenfrüchte in lauwarmem Wasser 30–60 Minuten einweichen, dann schmecken sie saftiger. Für das Dressing die Minze waschen, trocken tupfen und fein hacken. Honig, Minze, warmes Wasser und Öl in ein Schraubglas geben und dieses sehr gut schütteln.
2 Den Quinoa in einem Topf mit 300 ml Wasser gar kochen und abkühlen lassen. Die Äpfel waschen, ggf. schälen, Kerngehäuse entfernen und die Äpfel in feine Würfel schneiden. Die Mandeln nach Belieben in Stifte hacken. Alle Zutaten unter den lauwarmen Quinoa rühren und den Salat vor dem Servieren noch ca. 30 Minuten durchziehen lassen.

SOMMERLICHER HIRSESALAT

FÜR 4 PORTIONEN

- 250 g Hirse
- je 1 orangefarbene, rote und gelbe mittelgroße Paprika
- 2 Knoblauchzehen
- frische Kräuter (z. B. Bärlauch, Petersilie, Schnittlauch)
- 300 g Maiskörner
- 3 EL Apfelsaft
- 1 Prise edelsüßes Paprikapulver
- 6 EL Olivenöl
- 1 Prise gemahlener Kümmel
- 1 Prise gemahlener Koriander
- Salz, gemahlener schwarzer Pfeffer

1 Die Hirse in einem Topf mit ½ l Wasser kochen. Inzwischen die Paprika waschen, halbieren, putzen und in feine Streifen schneiden. Mit den ganzen Knoblauchzehen in heißem Öl anbraten, bis die Paprika leicht gebräunt sind.
2 Die Kräuter waschen, trocken tupfen und fein hacken. Den Mais gut abtropfen lassen. Die fertige Hirse mit den warmen Paprikastreifen mischen, den Mais dazugeben und alles mit etwas Salz würzen.
3 Für das Dressing Salz, Pfeffer und Saft mischen, mit dem Paprikapulver, Öl, Kümmel und Koriander mischen und zuletzt die frischen Kräuter unterrühren. Das Dressing über die Hirse-Gemüse-Mischung geben und gut durchmischen. Den Salat vor dem Servieren ca. 1 Stunde durchziehen lassen.

TIPP: Der Salat passt gut zu gebratenen Hähnchenstreifen, damit wird daraus eine leichte Mittagsmahlzeit für den Sommer. Nach Belieben das Gemüse variieren und z. B. Brokkoli, Spargel oder Salatgurke anstelle der Paprika verwenden.

FELDSALAT MIT CRANBERRY UND FORELLE

FÜR 4 PORTIONEN

- 2 mittelgroße Äpfel (z. B. James Grieve)
- 7 EL Cranberry-Saft
- 1 Knoblauchzehe
- 4 Forellenfilets (je ca. 150 g)
- 300 g Feldsalat
- 4 EL Olivenöl
- 100 g getrocknete Cranberrys
- 3 EL Rapsöl
- Salz, gemahlener schwarzer Pfeffer

1 Die Äpfel waschen, entkernen und in Spalten schneiden. Mit 3 EL Cranberry-Saft mischen. Den Knoblauch schälen und fein hacken. Die Forellenfilets in ca. 2 cm große Stücke schneiden. Den Feldsalat waschen und trocken schütteln.

2 In einer Pfanne 2 EL Olivenöl erhitzen und Apfelspalten, Cranberrys und Knoblauch darin andünsten. Mit Salz und Pfeffer würzen und etwas abkühlen lassen. In einer zweiten Pfanne ebenfalls 2 EL Olivenöl erhitzen und die Forellenfilets darin von jeder Seite ca. 4 Minuten kräftig anbraten.

3 Den Feldsalat mit den abgekühlten Apfelspalten und den Forellenfilets anrichten. Alles mit Rapsöl und dem restlichem Saft beträufeln und mit Salz und Pfeffer abschmecken.

APFEL-FENCHEL-SALAT ▸

FÜR 4 PORTIONEN

- 100 g Feldsalat oder eine andere Salatsorte
- 2 EL geschälte Mandeln
- 1 Prise edelsüßes Paprikapulver
- 1 Prise gemahlener Kreuzkümmel
- 2 EL Olivenöl
- 2 EL Rapsöl
- 2 EL Apfelsaft
- 1 große Fenchelknolle
- 1 mittelgroßer säuerlicher Apfel
- Salz, gemahlener schwarzer Pfeffer

1 Den Feldsalat putzen, waschen und trocken schütteln. Die Mandeln grob hacken, in einer Pfanne ohne Fett rösten, bis sie duften, herausnehmen und abkühlen lassen. Salz, Paprikapulver, Kreuzkümmel und Pfeffer verrühren, beide Ölsorten und den Apfelsaft dazugießen und alles mit dem Schneebesen zu einer Vinaigrette verquirlen.

2 Den Fenchel waschen, putzen und sehr fein hacken, in eine mittelgroße Schüssel geben. Den Apfel waschen, vierteln und entkernen. Die Apfelviertel in feine Würfel schneiden und zum Fenchel geben, alles mit zwei Dritteln der Vinaigrette mischen und auf Tellern verteilen.

3 Den Feldsalat mit der restlichen Vinaigrette marinieren und auf der Fenchel-Apfel-Mischung anrichten. Alles mit den gerösteten Mandeln bestreuen und servieren.

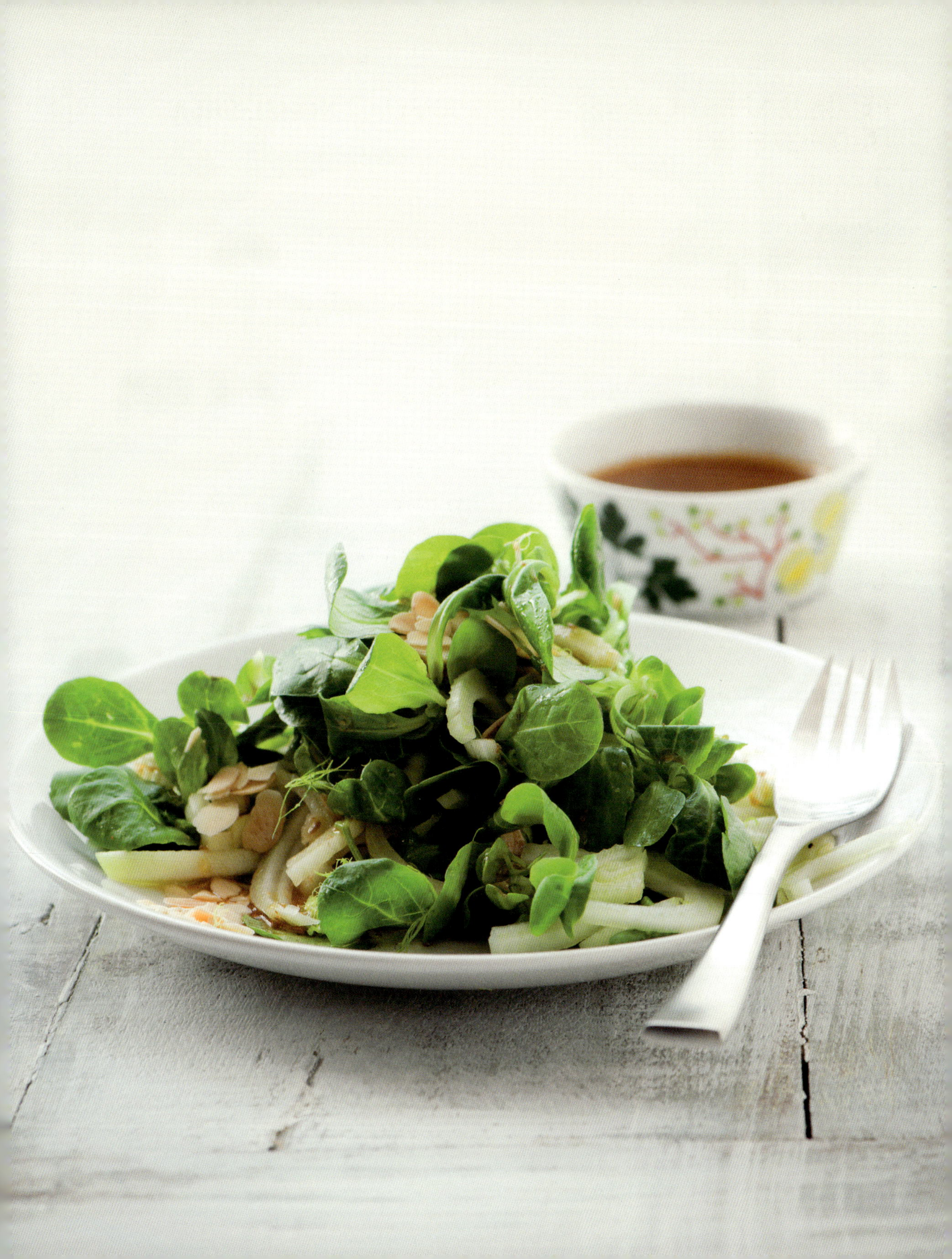

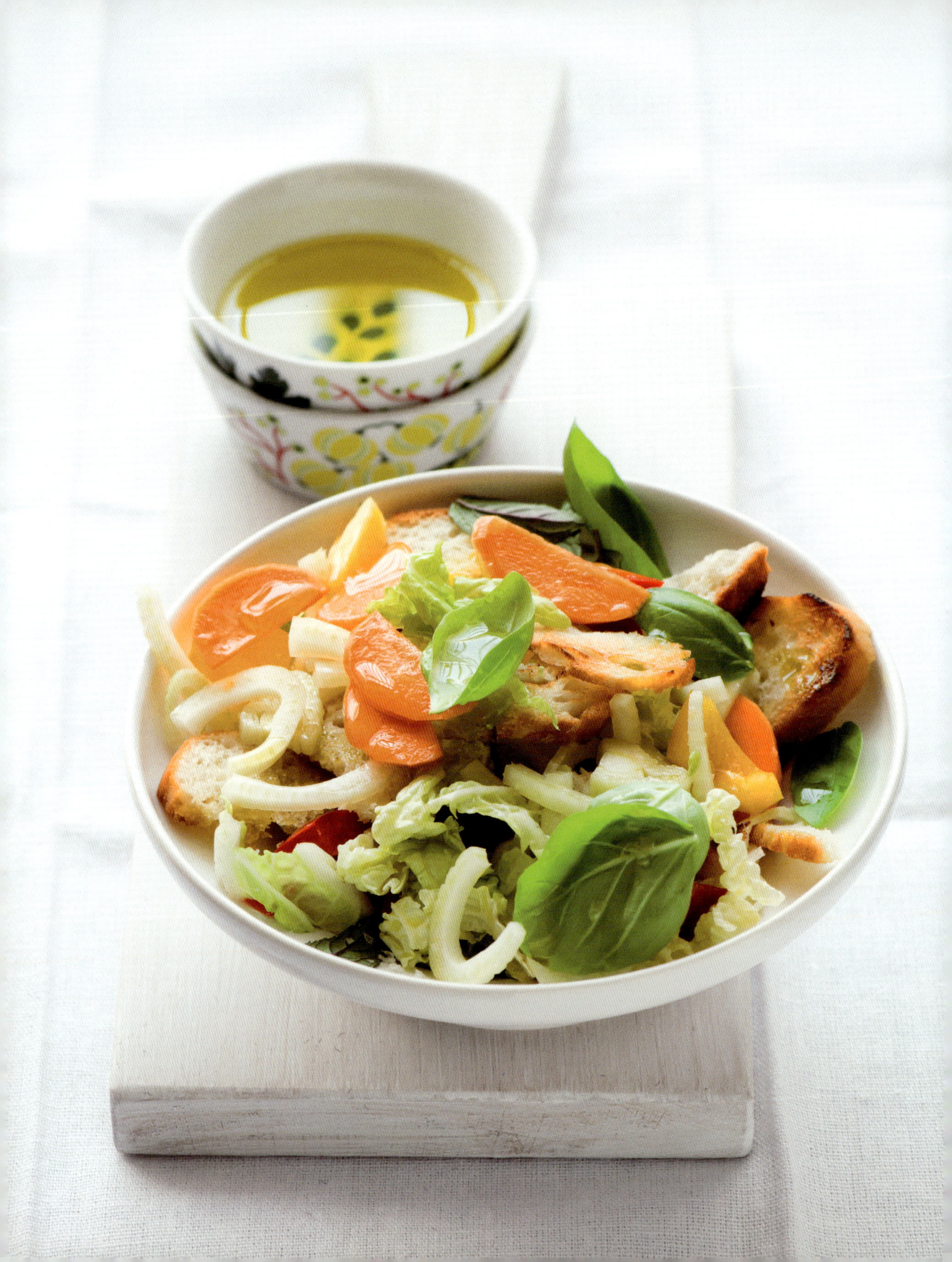

◂ RUSTIKALER BROTSALAT

FÜR 4 PORTIONEN

- 200 g helles Brot vom Vortag
- 200–300 g Gemüse (z. B. Paprika, Chinakohl, Fenchel, Karotten, Zwiebeln etc.)
- 2–3 frische Minzestängel
- 2–3 frische Basilikumstängel
- 1 Bund frischer Schnittlauch
- 6 EL Olivenöl
- 1 Prise Zucker
- 2–3 Knoblauchzehen, fein gehackt
- 3 EL Apfelsaft
- 10 EL heißes Wasser
- Salz, gemahlener schwarzer Pfeffer

1 Das Brot in mundgerechte, nicht zu kleine Stücke schneiden. Das Gemüse waschen, putzen und in mundgerechte Stücke schneiden. Die Kräuter waschen, trocken tupfen und grob hacken. Alle Zutaten in eine große Schüssel geben, dabei das Brot obenauf legen.

2 Für das Dressing Öl, Salz, Pfeffer, Zucker, Knoblauch und Saft mischen und zuletzt mit dem heißen Wasser verrühren. Das Dressing über den Brotsalat geben, gut unterarbeiten und zügig servieren, damit das Brot nicht durchweicht.

TIPP: Der Salat passt leicht abgewandelt auch gut auf eine winterliche Tafel. Dafür Rote Bete, Karotten und gedünstete Zwiebeln als Gemüse verwenden. Wer mag, kann vor dem Servieren auch noch geröstete Nüsse über den Salat streuen.

KRÄUTERDIP

FÜR 2 PORTIONEN

- 250 g Quark
- 2 EL Milch
- 2 EL Mineralwasser
- 1 Prise Zucker
- 1–2 EL gehackte, frische Kräuter nach Belieben
- 1–2 Knoblauchzehen nach Belieben
- 1 mittelgroße Salatgurke (ca. 200 g)
- Salz, gemahlener schwarzer Pfeffer

1 Den Quark mit Milch und Mineralwasser zu einer eher flüssigen Creme glatt rühren. Mit Salz, Pfeffer und Zucker abschmecken. Die Kräuter dazugeben und den Dip ggf. mit Knoblauch verfeinern.

2 Der Kräuterdip kann mit einer Salatgurke in eine mediterrane Tzatziki-Variante verändert werden. Dazu die Gurke waschen, schälen und fein reiben. Die Gurkenraspel in einem Sieb gut abtropfen lassen und anschließend unter den Dip rühren.

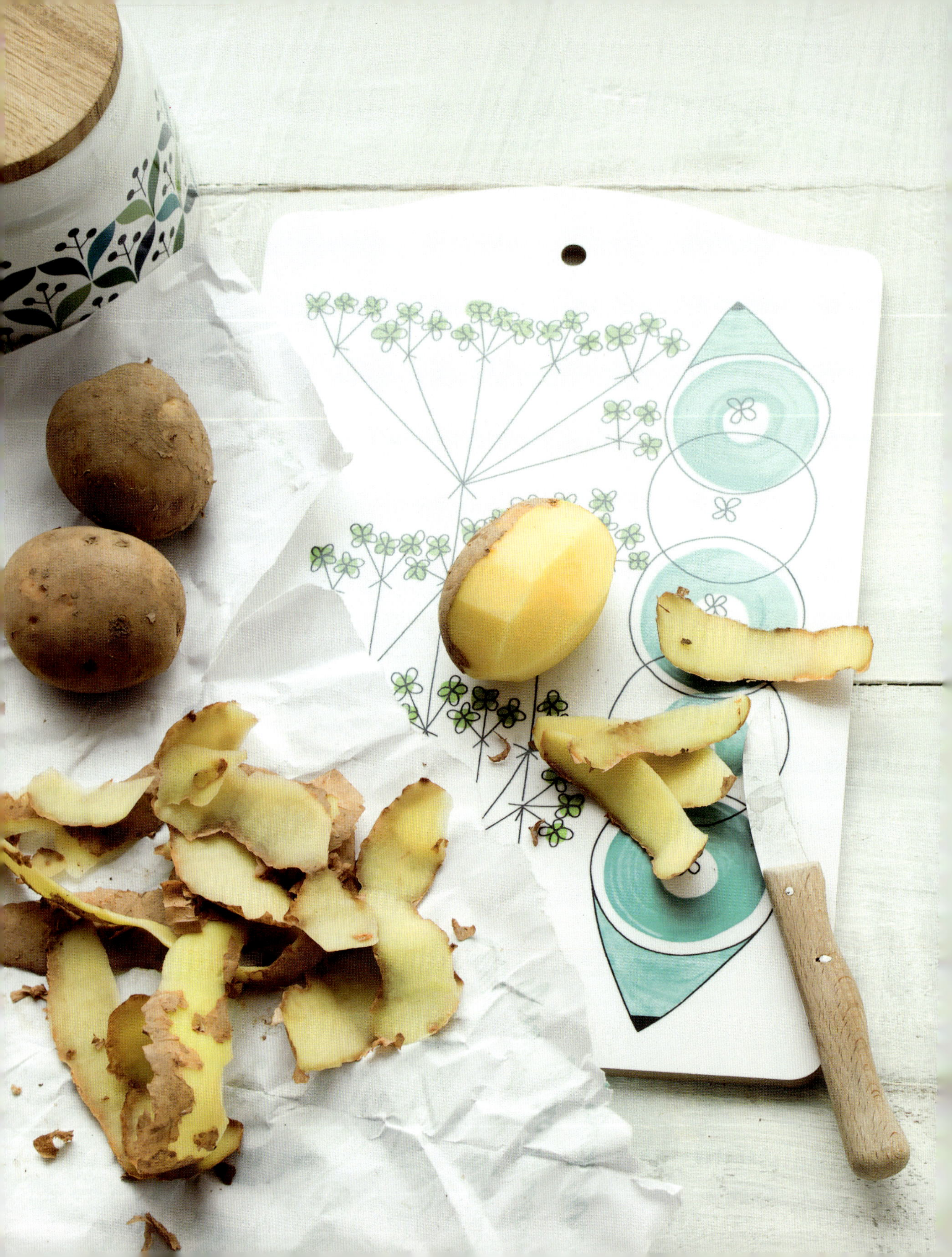

Beilagen

Beilagen müssen nicht immer nur Beilagen sein: Verdoppeln Sie einfach das Rezept und reichen Sie einen leckeren Salat dazu – schon wird aus einer Beilage ein (vegetarisches) Hauptgericht. Die Gemüsesorten vom Blech schmecken im Sommer lauwarm mit Dip ebenso gut wie im Winter heiß zu Frikadellen. Lassen Sie Ihrer Kreativität freien Lauf!

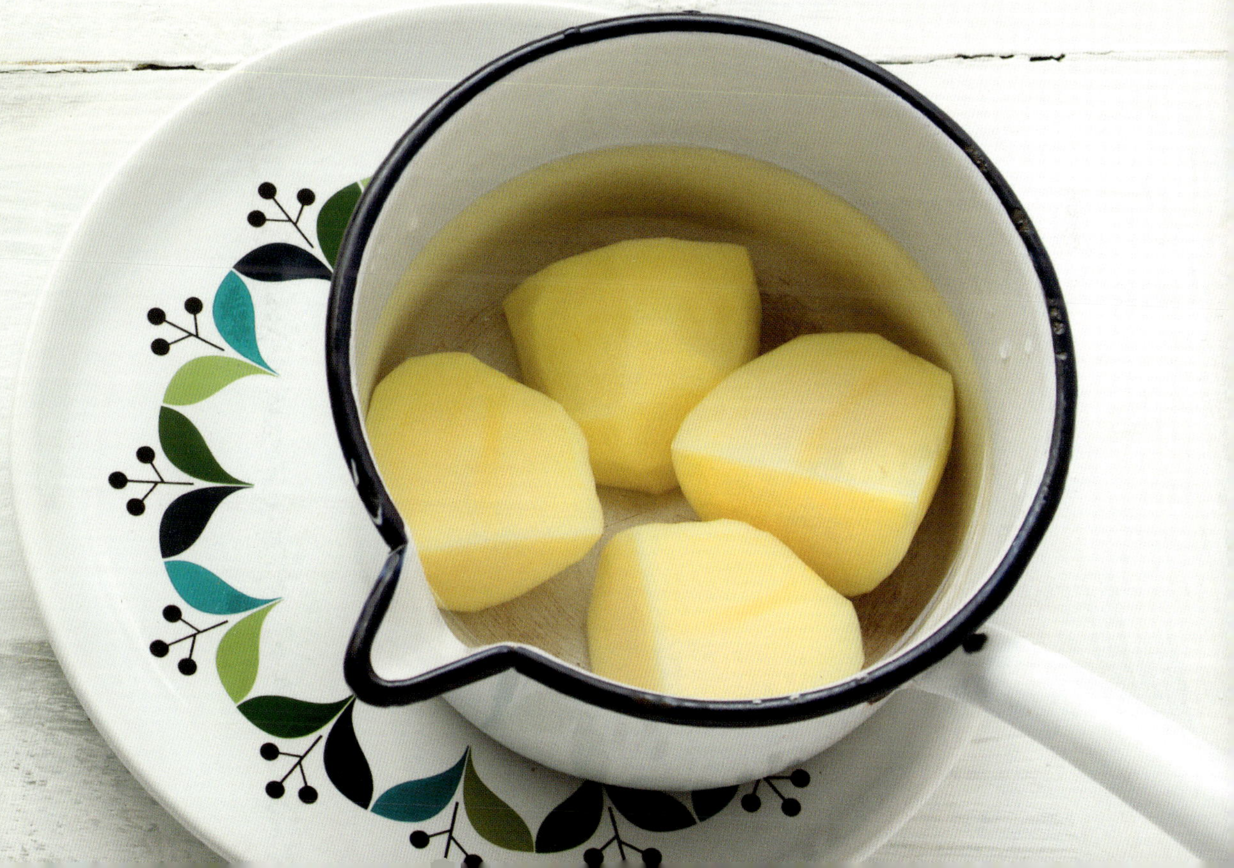

SÜSSKARTOFFELPÜREE AMERIKANISCHE ART

FÜR 4 PORTIONEN

- 400 g Süßkartoffeln
- 300 g Karotten
- ca. 300 ml Gemüsebrühe
- 4 EL Butter
- 1 Stück Ingwer (ca. 1 cm), frisch gerieben
- 1 Prise Muskat
- 1 Prise Zimt oder echtes Vanillepulver
- 1 EL Ahornsirup
- 2–3 EL Mandelblättchen nach Belieben
- Salz, gemahlener schwarzer Pfeffer

1 Süßkartoffeln und Karotten waschen, schälen und grob schneiden. In der Gemüsebrühe 30–35 Minuten kochen, bis sie ganz weich sind. Anschließend das Kochwasser abgießen, dabei einen Teil auffangen. Das Gemüse zerstampfen und die Butter und ggf. etwas Kochflüssigkeit dazugeben.
2 Das Püree mit Salz, Pfeffer, Ingwer, Muskat, Zimt oder Vanillepulver und Ahornsirup abschmecken. Ggf. die Mandelblättchen in einer Pfanne ohne Fett rösten und zum Servieren über das Püree geben.

TIPP: Zum Pürieren am besten einen Kartoffelstampfer und etwas Kraft einsetzen. Ein Stabmixer kann bei (Süß-)Kartoffeln eine zu „leimige" Konsistenz hervorrufen. Wenn Sie das Püree etwas fluffig mögen, einfach besonders lange und kräftig stampfen. Wer Stückchen im Püree schätzt, zerdrückt die Kartoffeln dagegen nur grob. In den USA kommen meist noch geröstete Nüsse über das Püree, geröstete Mandeln sind eine leckere Variante.

MANGOLD-KAROTTEN-RÖSTI MIT DIP ▸

FÜR 4 PORTIONEN (CA. 16 STÜCK)

Für die Rösti

- 5 Mangoldblätter
- 3 Karotten
- 3 EL Mehl
- 2 Eigelb (Größe M)
- 1 Prise gemahlene Kurkuma
- 6–8 EL Sonnenblumenöl
- Salz, gemahlener schwarzer Pfeffer

Für den Dip

- 1 Bund frische glatte Petersilie
- 1 Bund frischer Schnittlauch
- 1 Bund frischer Dill
- 300 g Frischkäse
- evtl. 1–2 EL Milch
- 1 Prise edelsüßes Paprikapulver

1 Für die Rösti den Mangold putzen, waschen und in feine Streifen schneiden. Die Karotten schälen, waschen und grob raspeln. Mehl und Eigelbe mit wenig Wasser verrühren, mit Salz, Pfeffer und Kurkuma würzen und Mangold und Karotten unterheben. In einer Pfanne jeweils 1–2 EL Öl erhitzen und darin je zwei bis vier Rösti bei mittlerer Hitze von jeder Seite 2–3 Minuten braten.
2 Für den Dip die Kräuter waschen, trocken tupfen und fein hacken bzw. in Röllchen schneiden. Einen Teil der Kräuter als Garnitur beiseitestellen. Den Frischkäse glatt rühren, ggf. etwas Milch dazugeben, die Kräuter unterheben und den Dip mit Paprikapulver abschmecken. Die Rösti mit dem Dip anrichten und mit den übrigen Kräutern garnieren.

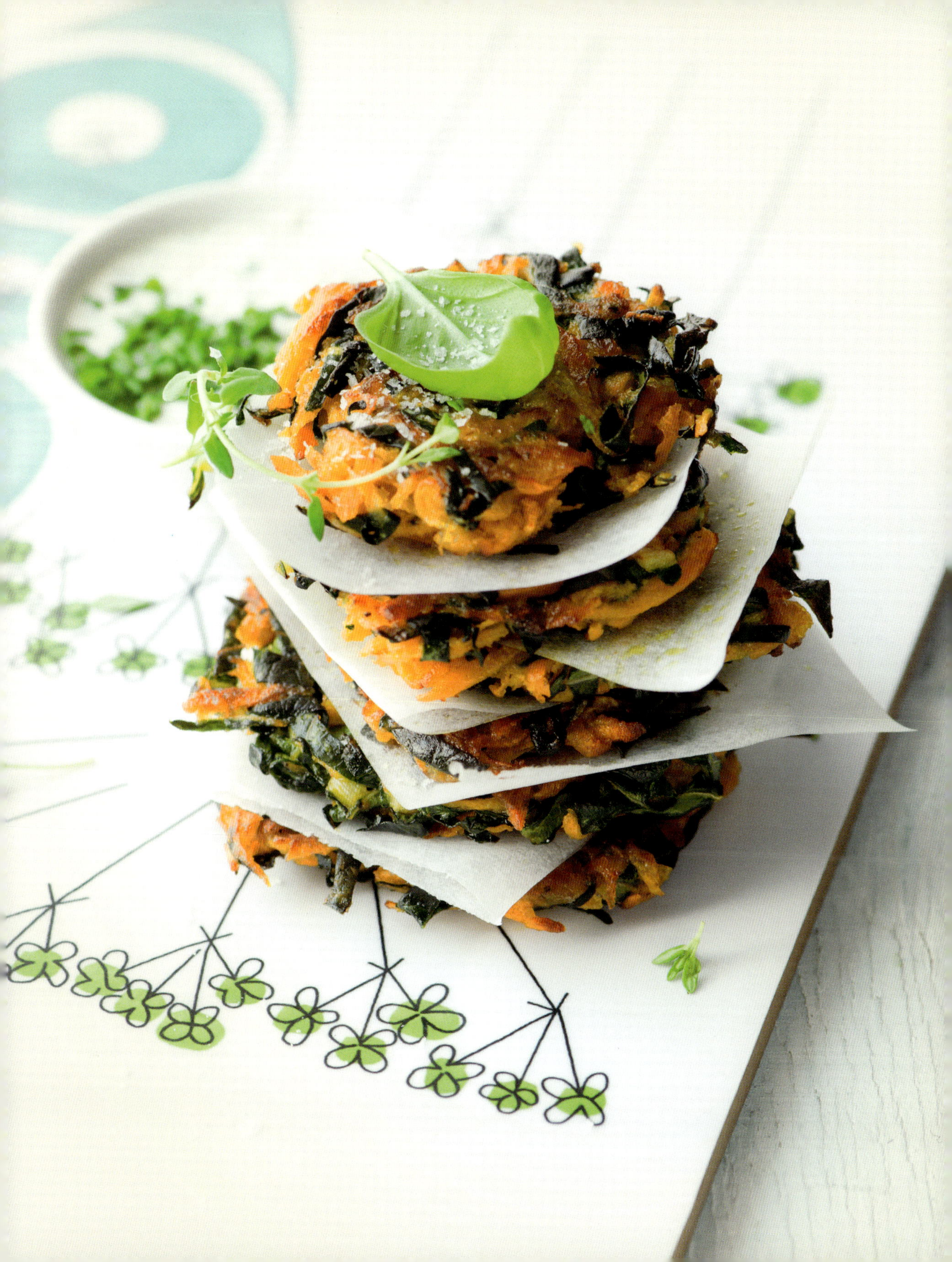

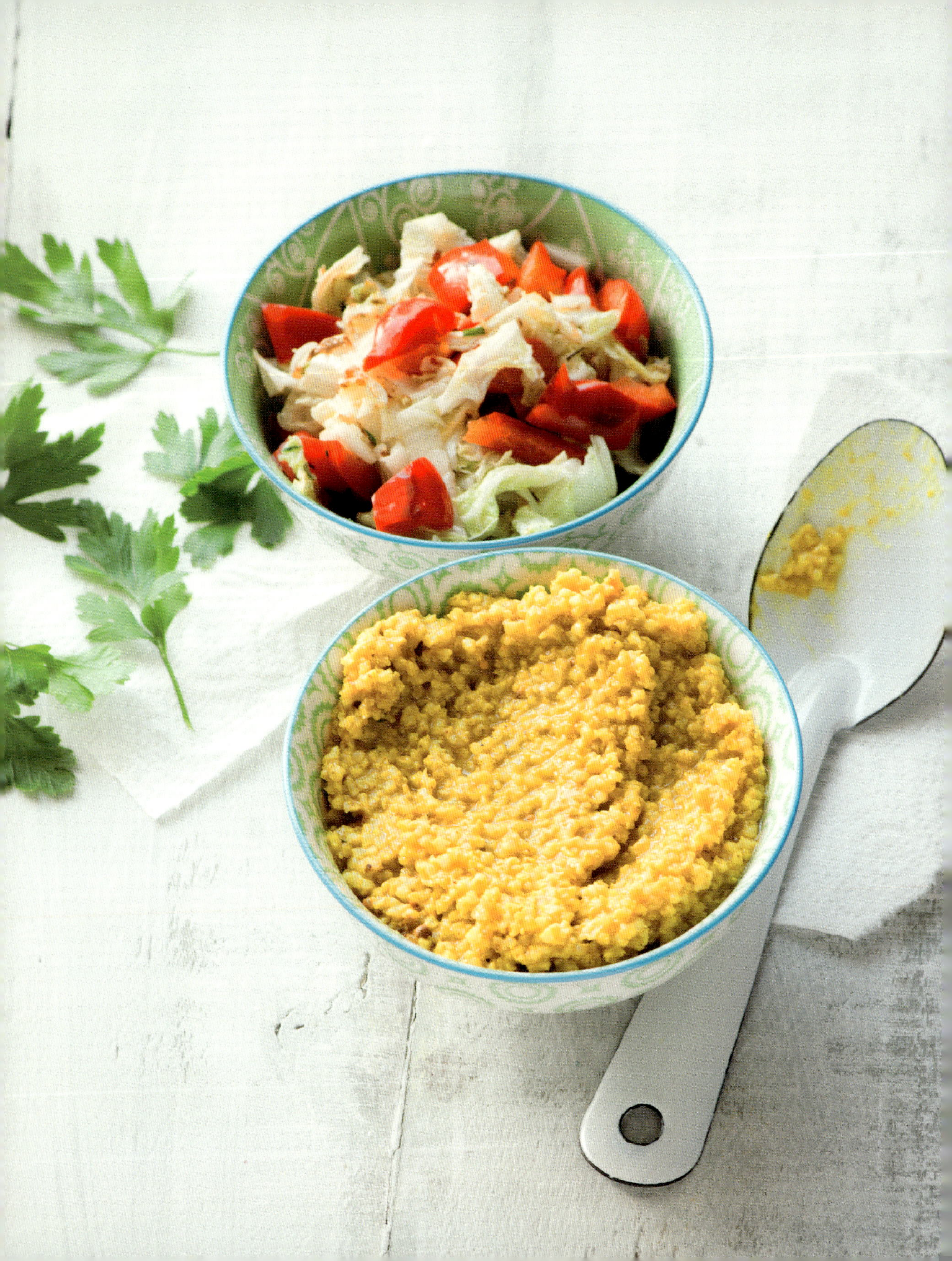

PAPRIKA-HIRSOTTO

FÜR 4 PORTIONEN

Für das Hirsotto

- je 1 rote und gelbe Paprika
- 50 g Chinakohl
- 1 Bund frische glatte Petersilie
- 150–200 g Schnellkochhirse
- ca. 2,5-fache Menge Gemüsebrühe oder Wasser
- 2 EL Butter
- 1–2 EL Sonnenblumenöl
- Salz, gemahlener schwarzer Pfeffer

Für die Vier-Gewürze-Mischung

- 1 TL gemahlener Kümmel
- 1 TL gemahlener Koriander
- ½ TL gemahlener Kardamom
- ½ TL gemahlene Kurkuma

1 Die Paprika waschen, halbieren und putzen. Den Chinakohl waschen, putzen und mit der Paprika in feine Streifen schneiden. Die Petersilie waschen, trocken tupfen und fein hacken.

2 Brühe oder Wasser abmessen und in einem Topf erhitzen. Die Hirse einstreuen und so lange bei schwacher Hitze köcheln, bis sie gar ist. Ggf. noch etwas Flüssigkeit dazugeben (Schnellkochhirse ist in ca. 10 Minuten gar). Die Paprikastreifen und den Chinakohl in einer Pfanne im heißen Öl andünsten, bis sie eine bräunliche Farbe haben.

3 Für die Vier-Gewürze-Mischung alle Gewürze mischen und zur Aufbewahrung in ein (dunkles) Schraubglas füllen. Die fertige Hirse mit 1–2 EL Vier-Gewürze-Mischung, 1 Prise Salz und Pfeffer würzen. Die Butter dazugeben und alles umrühren. Das Hirsotto mit dem Gemüse auf Tellern anrichten und mit der Petersilie garnieren.

TIPP: Passen Sie das Hirsotto der Saison, Ihrem Geschmack und der individuellen Bekömmlichkeit entsprechend an. Viele Gemüsesorten eignen sich hierfür, beispielsweise Kürbis, Fenchel oder Karotten.
Das 4er-Gewürz passt sehr gut zu Getreide- und Fleisch- und Fischgerichten. Wenn Sie noch ¼ TL gemahlenen schwarzen Pfeffer und ½ TL edelsüßes Paprikapulver dazugeben, wird aus der 4er-Gewürzmischung eine 6er-Gewürzmischung.

GEWÜRZTER REIS IM GEMÜSEBETT

FÜR 4 PORTIONEN

- 100 g Trockenfrüchte (z. B. Datteln, Aprikosen, Feigen, Apfelringe)
- 50 g geschälte Mandeln
- 3 EL Butter
- 300 g Basmati- oder Jasminreis
- 1–2 Kardamomkapseln, im Mörser fein zerrieben
- 3 große Karotten
- 10 Blumenkohlröschen
- 3–4 Mangoldblätter
- 1 kleine Zwiebel
- 1 EL Raps- oder Sonnenblumenöl
- 1 TL Zucker oder flüssiger Honig
- 1 TL gemahlene Kurkuma
- 1 TL gemahlener Kreuzkümmel
- 1 TL Zimt
- 3–4 EL getrocknete Cranberrys
- Salz, gemahlener schwarzer Pfeffer

1 Die Trockenfrüchte fein schneiden und die Mandeln grob hacken. In einem großen Topf 2 EL Butter zerlassen, den Reis dazugeben und umrühren. Den Kardamom hinzufügen, mit ca. 600 ml Wasser ablöschen und mit 1 Prise Salz würzen. Den Reis zugedeckt bei schwacher Hitze in 15–20 Minuten weich garen.

2 Inzwischen die Karotten waschen, schälen und in dünne Scheiben schneiden. Die Blumenkohlröschen waschen und von etwaigen Blätter- oder Strunkresten befreien. Den Mangold waschen und in feine Streifen schneiden. Die Zwiebel schälen und fein würfeln.

3 Alle Gemüsesorten in einer Pfanne im heißen Öl andünsten, mit Zucker bzw. Honig und den Gewürzen abschmecken. Das Gemüse aus der Pfanne nehmen und auf Tellern verteilen, es kann gerne lauwarm serviert werden.

4 Den fertigen Reis in ein Sieb geben, kurz abtropfen lassen und in einer Pfanne mit der übrigen Butter, den Trockenfrüchten, den Cranberrys und den Mandeln anbraten. Den Reis nochmals mit den Gewürzen abschmecken, auf dem Gemüse verteilen und servieren.

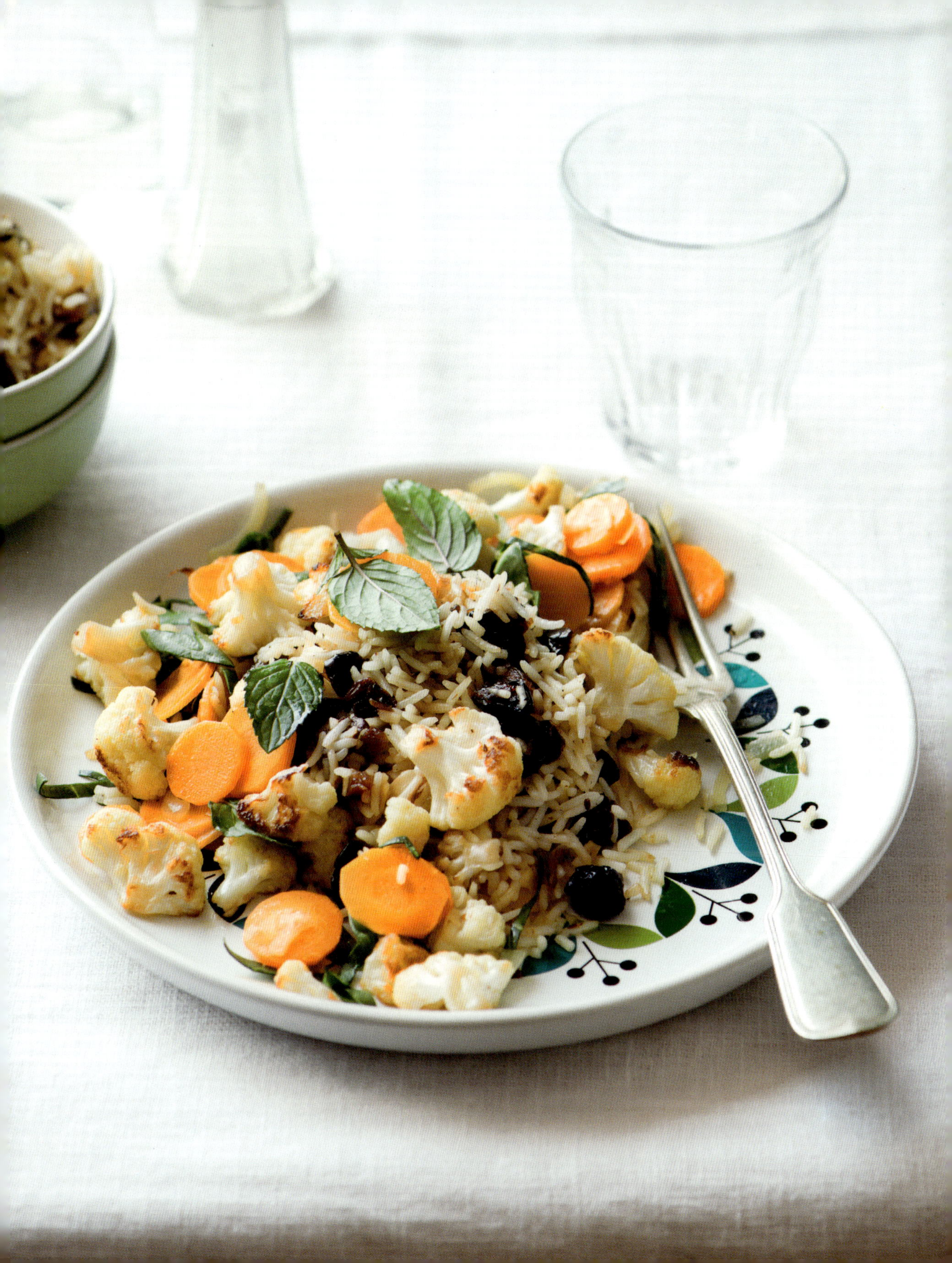

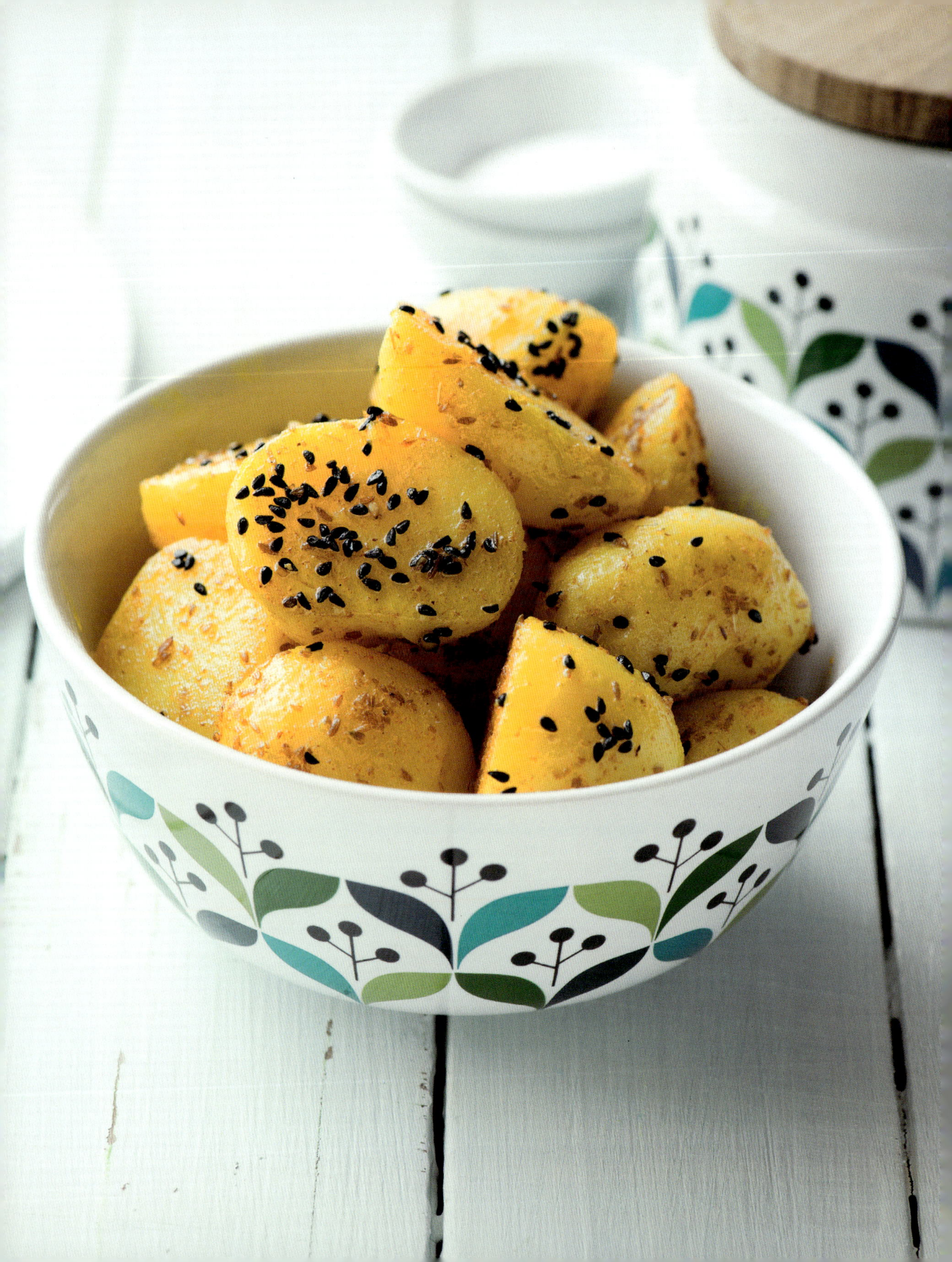

◂ AYURVEDISCHE KARTOFFELN VOM GRILL

FÜR 4 PORTIONEN

- 800 g vorwiegend festkochende Kartoffeln
- 3–4 EL Olivenöl
- ca. 1 EL Schwarzkümmel
- ca. 1 TL gemahlene Kurkuma
- ca. 1 TL gemahlener Kreuzkümmel
- Salz, gemahlener schwarzer Pfeffer

1 Die Kartoffeln waschen, nach Belieben schälen und halbieren. Aus dem Olivenöl, den Gewürzen sowie Salz und Pfeffer eine Marinade herstellen, die Dosierung des Öls und der einzelnen Gewürze ist dabei Geschmackssache.
2 Die Kartoffeln im Gewürzöl wenden und ca. 30 Minuten marinieren lassen. Anschließend die Kartoffelhälften mehrfach in Alufolie einwickeln und in die Glut des Grills legen. Nach 30 Minuten mit einem Schaschlikspieß testen, ob sie gar sind.

TIPP: Wer die Kartoffeln auch im Winter ohne Grill essen möchte, legt sie nach dem Marinieren auf ein Backblech und bäckt sie im vorgeheizten Backofen bei 250 °C 40–50 Minuten. Anschließend ebenfalls mit einem Schaschlikspieß testen, ob sie gar sind.

KARTOFFELCHIPS DER PROVENCE

FÜR 4–6 PORTIONEN

- 10 mittelgroße festkochende Kartoffeln
- 2–3 EL Olivenöl
- Kräuter der Provence
- Salz, gemahlener schwarzer Pfeffer

1 Den Backofen auf 200 °C vorheizen. Die Kartoffeln gründlich waschen, nach Belieben schälen und trocken tupfen. Die Kartoffeln mit einer Reibe in dünne Scheiben schneiden und auf einem mit etwas Olivenöl eingestrichenen Backblech verteilen. Das restliche Olivenöl darüberträufeln und die Kartoffeln mit Salz, Pfeffer und Kräutern der Provence (Mengen nach Belieben) würzen.
2 Die Kartoffeln gut durchmengen und im vorgeheizten Backofen auf der mittleren Schiene ca. 20 Minuten backen, bis sie goldgelb bis leicht bräunlich sind. Dabei immer wieder etwas umschichten, damit alle Kartoffelscheiben gleichmäßig backen.

TIPP: Wenn die Kartoffeln mit Schale gegessen werden, am besten Bio-Qualität einkaufen.

OFENGEMÜSE MIT MANDELN UND ROSMARIN

FÜR 4 PORTIONEN

- 250 g Pastinaken
- 200 g Karotten
- 2 mittelgroße Rote Beten
- 1 Rosmarinzweig
- 3 EL Olivenöl
- 1 EL Ahornsirup oder flüssiger Honig
- 1 Prise gemahlener Kreuzkümmel
- 1 Prise edelsüßes Paprikapulver
- 75 g ungeschälte Mandeln
- 3 frische Petersilienstängel
- Salz, gemahlener schwarzer Pfeffer

1 Den Backofen auf 200 °C vorheizen. Alle Gemüse waschen, putzen und dünn schälen. In mundgerechte Stücke schneiden und in eine Schüssel geben.

2 Den Rosmarin waschen, trocken tupfen, die Nadeln abzupfen und fein hacken. Den Rosmarin in einer kleinen Schüssel mit Öl, Ahornsirup sowie Kreuzkümmel, Paprikapulver, Salz und Pfeffer verrühren. Das Gewürzöl über das Gemüse geben und alles gut mischen.

3 Das Gemüse nebeneinander auf einem Backblech verteilen und auf der mittleren Schiene ca. 25 Minuten backen, dabei nach ca. 15 Minuten wenden. Inzwischen die Mandeln hacken und nach ca. 20 Minuten über das Gemüse streuen. Die Petersilie waschen, trocken tupfen und grob hacken. Zum Servieren über das gebackene Gemüse streuen.

TIPP: Das ist die Herbstvariante des Ofengemüses, wählen Sie im Sommer Ihre Lieblingsgemüse aus und bereiten Sie diese so vor, dass Sie sie ihren Gästen lauwarm servieren können. Dazu einen Dip und die Kartoffelchips der Provence (siehe Seite 104) servieren.

GURKEN-MELONEN-SALSA ▸

FÜR 4 PORTIONEN

- 1 Salatgurke
- ½ Cantaloupe-Melone
- 1 Chilischote (Schärfe und Menge nach Belieben)
- 1 EL Zucker
- 3 EL Aprikosen- oder Apfelsaft
- 3 EL Olivenöl
- 1 EL gehackte, frische Minze
- Salz, gemahlener schwarzer Pfeffer

1 Die Gurke waschen, schälen, halbieren und mit einem Teelöffel die Kerne entfernen. Die Melonenhälfte schälen und ebenfalls entkernen. Beides in sehr kleine Würfel schneiden oder fein hacken.

2 Zum Bearbeiten der Chilischote Handschuhe benutzen! Die Chili waschen, längs halbieren, Kerne und weiße Trennhäute entfernen (darin steckt viel von der Schärfe der Chilischote!). Die Chilischote sehr fein hacken.

3 Alle Zutaten mit Zucker, Saft und Öl mischen und mit Salz und Pfeffer abschmecken. Zuletzt die Salsa vorsichtig mit der Chili würzen und mit Minze garnieren.

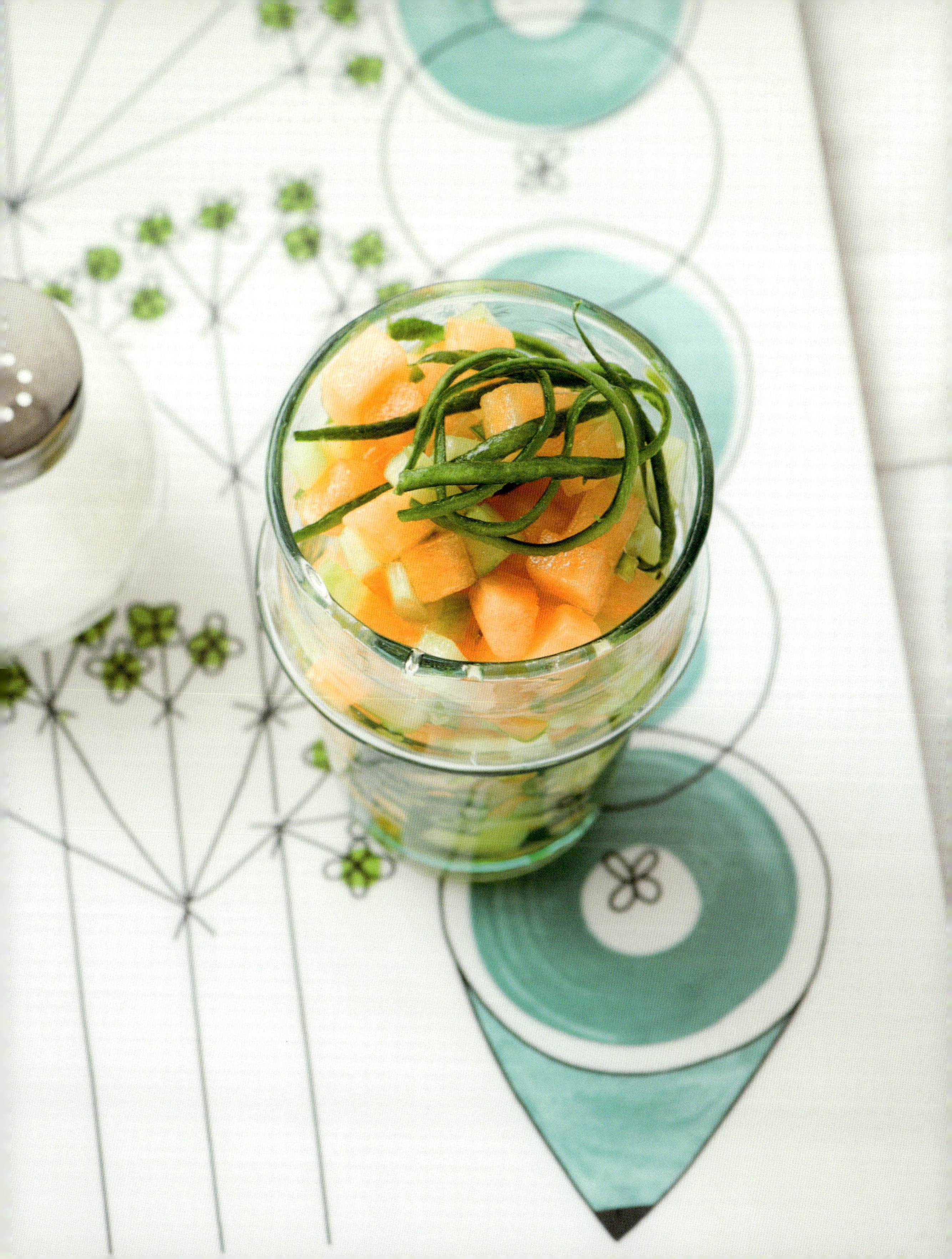

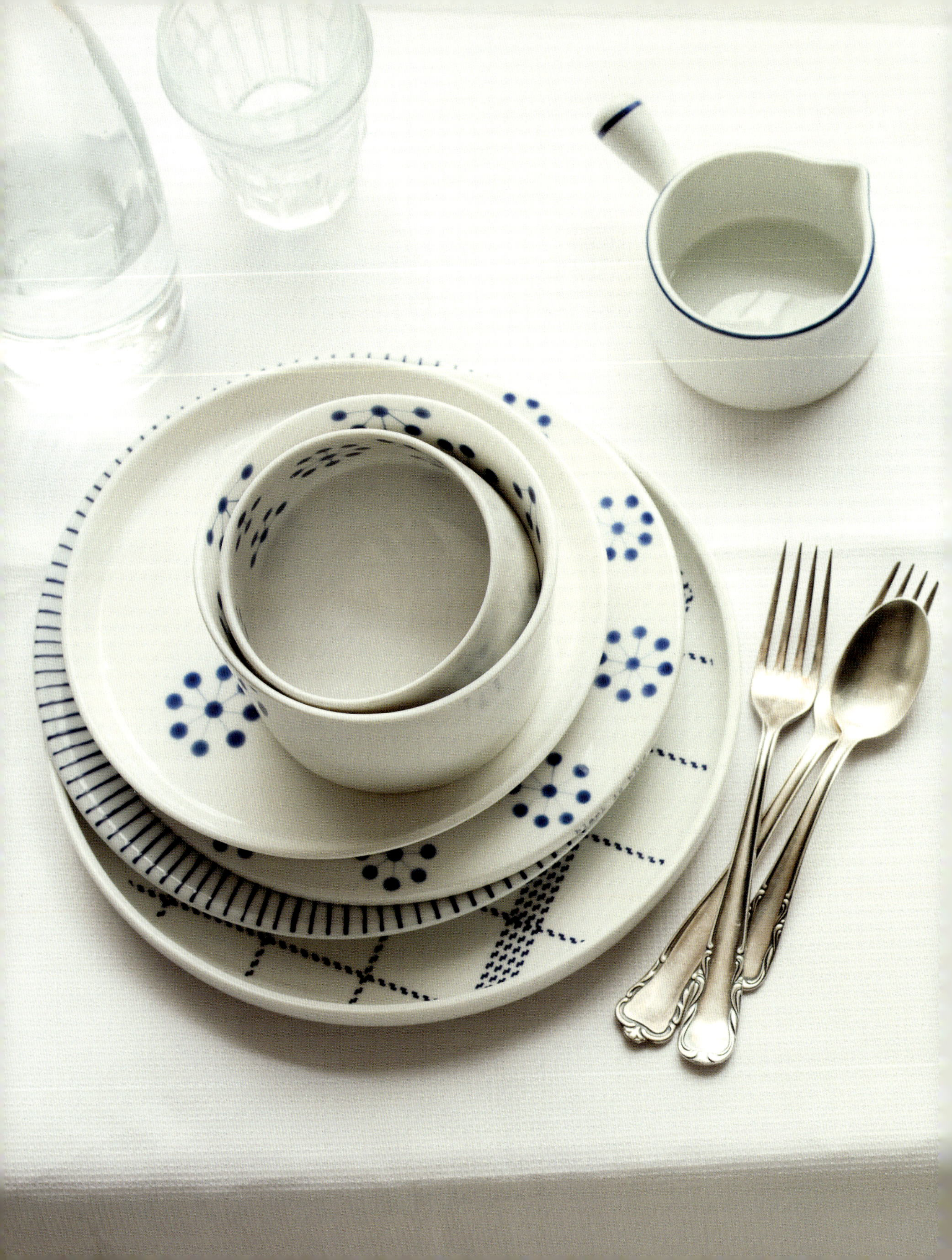

Fleisch- und Fischgerichte

Wer gerne Fleisch und Fisch isst und beides auch gut verträgt, kann auf den folgenden Seiten noch ein paar Ideen aufgreifen. Besonders die Marinade mit roten Johannisbeeren eignet sich gut, um Fleisch fein zu veredeln.

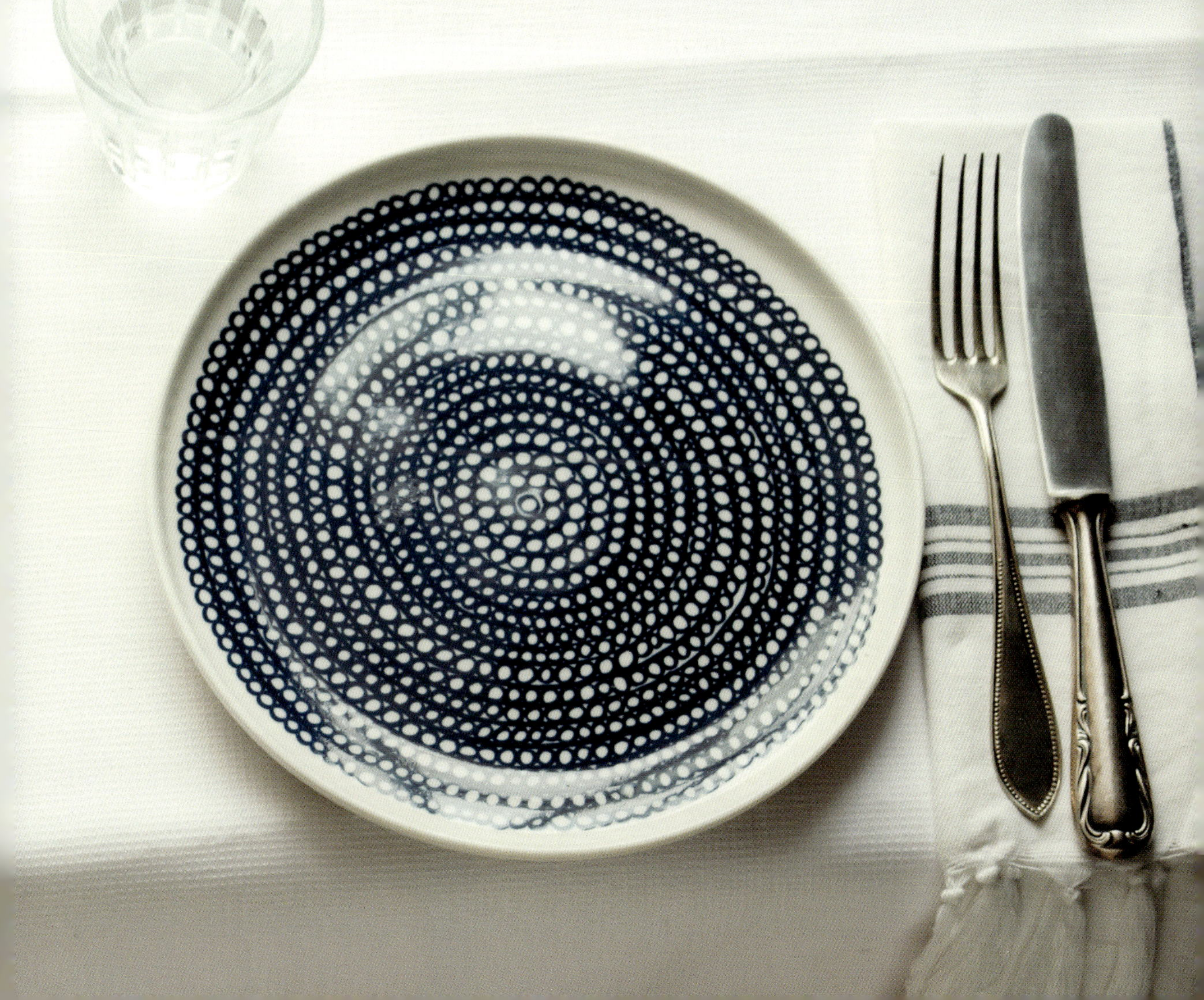

ENTENBRUST MIT APFEL UND MANDELN

FÜR 4 PORTIONEN

- 2 Entenbrustfilets (à ca. 300 g, mit Haut)
- 30 g geschälte Mandeln oder Honig-Salz-Mandeln (Fertigprodukt)
- 2 mittelgroße Äpfel (z. B. Boskop)
- 6 EL Ahornsirup
- 1 EL getrockneter Rosmarin, zwischen den Händen leicht zerrieben
- 2–3 EL kalte Butter
- Salz, gemahlener schwarzer Pfeffer

1 Die Haut der Entenbrustfilets mit einem scharfen Messer mehrfach einritzen. Dabei nur so tief einschneiden, dass das darunterliegende Fleisch nicht verletzt wird. Den Backofen auf 120 °C (Umluft) vorheizen. Die Mandeln grob hacken. Die Äpfel waschen, das Kerngehäuse entfernen und die Äpfel in grobe Spalten schneiden.

2 Den Ahornsirup in einer Pfanne erhitzen und die Entenbrustfilets darin zuerst mit der Hautseite nach unten bei schwacher Hitze anschmoren (Achtung, die Haut soll dabei nicht verbrennen!). Die Filets wenden und auf der anderen Seite anschmoren. Dabei das Fleisch immer wieder mit dem Ahornsirup beträufeln. Dieser Vorgang dauert ca. 12 Minuten.

3 Dann das Fleisch mit Salz, Pfeffer und Rosmarin würzen, auf eine ofenfeste Platte legen und locker mit Alufolie abdecken. Die Entenbrustfilets im vorgeheizten Ofen ca. 10 Minuten gar ziehen lassen, sie sind mit diesem Verfahren innen noch leicht rosa.

4 Die Apfelspalten in die Pfanne mit dem Bratsirup geben und darin kurz andünsten. Die Sauce mit der kalten Butter binden. Die Entenbrust aus dem Backofen nehmen und mit einem scharfen Messer in Scheiben schneiden. Mit den Apfelspalten und der Sauce anrichten und mit den gehackten Mandeln bestreuen.

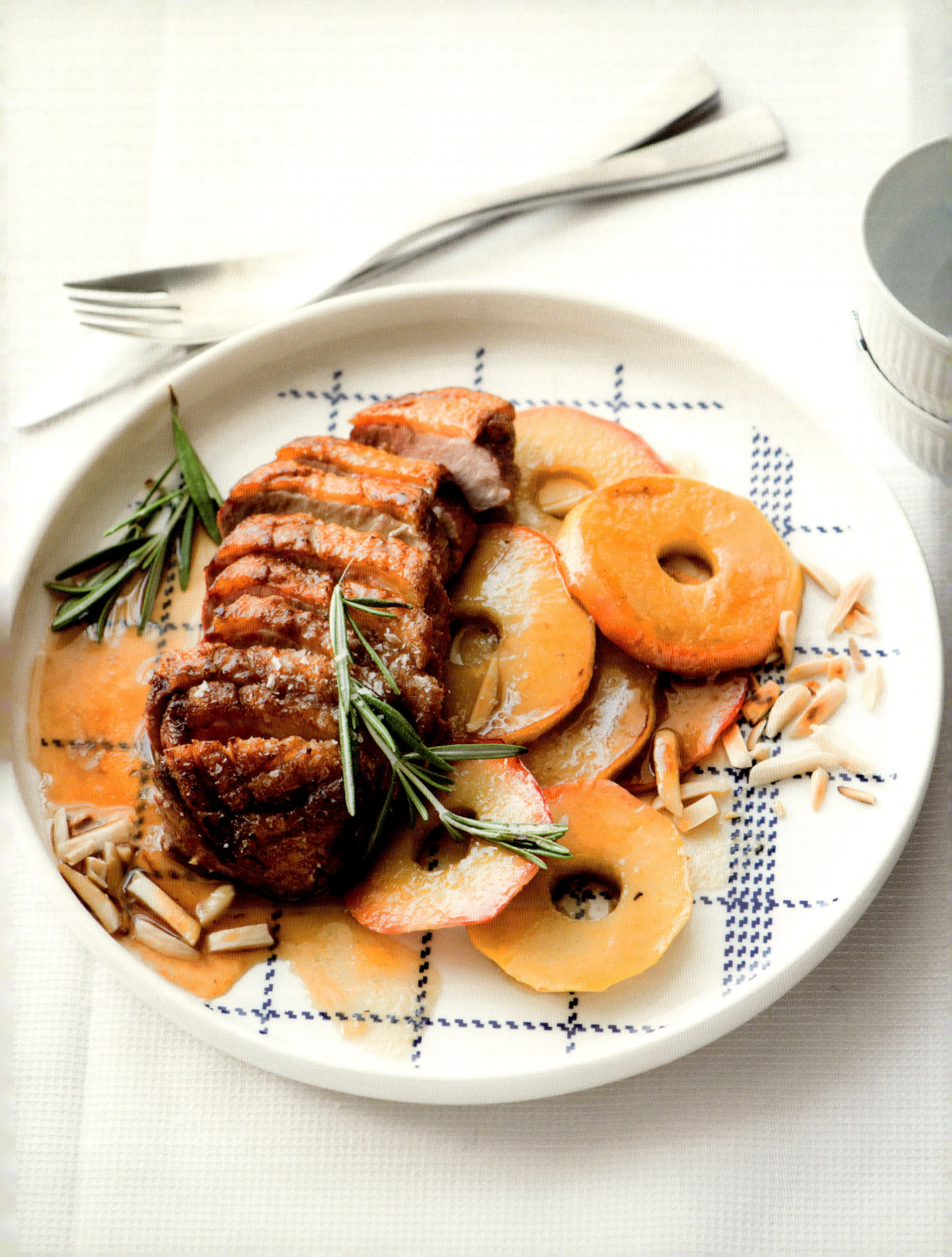

HACKFLEISCHBÄLLCHEN ARABISCHE ART

FÜR 6 PORTIONEN

- 2–3 Knoblauchzehen
- 1 Bund frische glatte Petersilie
- 8 EL Olivenöl
- 750 g Rinderhackfleisch (am besten beim Metzger frisch durch den Wolf lassen)
- 1 TL rosenscharfes Paprikapulver
- 2 TL gemahlener Kreuzkümmel
- 1 TL gemahlener Koriander
- ½ TL Zimt
- Salz, gemahlener schwarzer Pfeffer

1 Den Knoblauch schälen und fein hacken. Die Petersilie waschen, trocken tupfen und ohne Stängel fein hacken. Eine Pfanne erhitzen, 2 EL Öl hineingeben und die Knoblauchwürfel darin langsam glasig dünsten.

2 Das Hackfleisch in eine große Schüssel geben. Petersilie und Gewürze dazugeben und alles gut mischen. Den gedünsteten Knoblauch hinzufügen und unterkneten. Aus der Masse ca. 24 Bällchen formen und im restlichen Olivenöl ausbraten.

MARINADE MIT ROTEN JOHANNISBEEREN

FÜR CA. 500 G FLEISCH

- 2 mittelgroße rote oder weiße Zwiebeln
- 200 g rote Johannisbeeren
- 3 mittelgroße Knoblauchzehen
- 1 EL frisch geriebener Ingwer
- ½ TL gemahlene Chili
- 3 EL Olivenöl
- 100 ml Cranberry-Saft
- 1 EL Zucker
- 1 EL grob gemahlener Koriander

1 Die Zwiebeln schälen und vierteln, Knoblauch schälen, Johannisbeeren waschen und verlesen. Zwiebeln, Knoblauch, Johannisbeeren, Ingwer, Chili, Öl, Cranberry-Saft, Zucker und Koriander in einen Standmixer geben und grob pürieren. Die Marinade in eine Frischhaltebox geben und das Mariniergut wie z. B. Fleischstücke darin einlegen. Die Box luftdicht verschließen und gut schütteln, sodass alle Fleischstücke gleichmäßig mariniert werden.

2 Das Fleisch in der Box über Nacht im Kühlschrank marinieren lassen. Vor dem Grillen oder Braten in der Pfanne die Fleischstücke mit Küchenpapier trocken tupfen, damit die Marinade nicht verbrennt.

TIPP: Die Marinade reicht für ca. 500 g Fleisch zum Braten in Grill oder Pfanne. Die Säure der Johannisbeeren macht das Fleisch zart und saftig, daher eignet sich die Marinade besonders gut für Rind- und Schweinefleisch. Die Johannisbeeren können Sie gerne durch Rhabarber ersetzen, sofern Sie ihn gut vertragen.

PUTENRÖLLCHEN IM FILO-KRÄUTER-MANTEL

FÜR 4 PORTIONEN

- 4 dünne Putenschnitzel
- 1 Prise Pfeffer
- 1 Knoblauchzehe
- 2 EL Olivenöl zzgl. Öl zum Bestreichen
- 4 EL gehackte, frische Kräuter nach Belieben
- 150 g geschälte Mandeln
- 1 Bund Frühlingszwiebeln
- 4 Blätter Filoteig (Fertigprodukt)
- Holzstäbchen oder Zahnstocher

1 Die Putenschnitzel zwischen zwei Lagen Frischhaltefolie etwas flacher klopfen und mit Pfeffer würzen. Den Knoblauch schälen und fein hacken. Das Olivenöl mit den Kräutern verrühren und den Knoblauch dazugeben. Die Putenschnitzel mit dem Kräuteröl einreiben und zugedeckt im Kühlschrank ca. 45 Minuten marinieren lassen.
2 Inzwischen die Mandeln fein hacken und in einer Pfanne ohne Fett kurz rösten. Die Frühlingszwiebeln waschen, putzen und in fingerlange Stücke schneiden. Die Putenschnitzel auf einem Brett ausbreiten, zuerst die Mandeln darauf verteilen, dann die Frühlingszwiebeln daraufgeben. Die Putenschnitzel aufrollen und mit einem Holzstäbchen feststecken.
3 Den Backofen auf 200 °C vorheizen. Eine beschichtete Pfanne ohne Fett erhitzen. Die Putenröllchen darin von allen Seiten anbraten, aus der Pfanne nehmen und etwas abkühlen lassen. Die Holzstäbchen entfernen. Den Filoteig auf einer Seite mit dem Kräuteröl einstreichen. Jeweils eine Putenrolle auf ein Teigblatt setzen und darin einrollen, dabei die Seiten locker einschlagen.
4 Die Putenröllchen außen nochmals mit Öl einstreichen und auf ein mit Backpapier belegtes Backblech setzen. Im vorgeheizten Backofen auf der mittleren Schiene ca. 10 Minuten garen. Dabei öfter nachsehen, der Filoteig kann schnell verbrennen.

FISCH IN KRÄUTERSAUCE

FÜR 4 PORTIONEN

- 800 g Fischfilet (z. B. Kabeljau, sehr frisch oder tiefgekühlt)
- 2 EL Zitronensaft
- 1 Prise edelsüßes Paprikapulver
- 1 Prise gemahlener Kümmel
- 2 EL Rapsöl
- ½ Bund frische Kräuter (z. B. Petersilie, Schnittlauch, Dill)
- 1 Prise Chilipulver
- 200 g Sahne
- 1 Prise Zucker
- 2 EL Apfelsaft
- Salz, gemahlener schwarzer Pfeffer
- Butter für die Form

1 Das Fischfilet mit Zitronensaft beträufeln. Aus Paprikapulver, Kümmel, Öl, Salz und Pfeffer eine Marinade mischen. Die Fischfilets damit bestreichen, beiseitestellen und etwas ruhen lassen. Dann die marinierten Fischfilets in eine gefettete Auflaufform legen.

2 Den Backofen auf 180 °C vorheizen. Die Kräuter waschen, trocken tupfen und fein hacken. Mit Chilipulver und Sahne mischen, mit Zucker, Salz und Pfeffer abschmecken. Die Kräutersauce über die Fischfilets gießen und mit Apfelsaft beträufeln. Den Auflauf im vorgeheizten Backofen auf der mittleren Schiene 15–20 Minuten backen. Dazu passen Pellkartoffeln oder Reis mit einem leckeren Salat.

KARTOFFELAUFLAUF MIT GEMÜSE ▶

FÜR 4 PORTIONEN

- 250 g Gemüse nach Belieben und Verträglichkeit (z. B. Blumenkohl, Brokkoli, Karotte, Mais)
- 300 g festkochende Kartoffeln
- 250 g Putenbrustfilet nach Belieben
- 2 Eier (Größe M)
- 2 EL Mehl
- 1 Prise edelsüßes Paprikapulver
- 300 g Joghurt (3,5 % Fett)
- 50 g junger Gouda, gerieben
- 1 EL gehackter, frischer Schnittlauch
- Salz, gemahlener schwarzer Pfeffer
- Butter für die Form

1 Den Backofen auf 200 °C vorheizen. Das Gemüse waschen, putzen, ggf. schälen und in mundgerechte Stücke schneiden. Die Kartoffeln waschen, schälen und in ca. 1 cm dicke Scheiben schneiden. Beides in kochendem Salzwasser ca. 5 Minuten vorgaren, abgießen und abschrecken. Die Putenbrust ggf. in feine Streifen schneiden und mit den Kartoffeln und dem Gemüse in eine mit Butter eingestrichene Auflaufform schichten.

2 Die Eier mit Mehl, Paprikapulver, Salz und Pfeffer verquirlen, dann mit Joghurt und Käse mischen. Die Sauce über Gemüse und Fleisch gießen und den Auflauf im vorgeheizten Backofen auf der mittleren Schiene 25–30 Minuten backen. Den gehackten Schnittlauch zum Servieren über den fertigen Auflauf streuen.

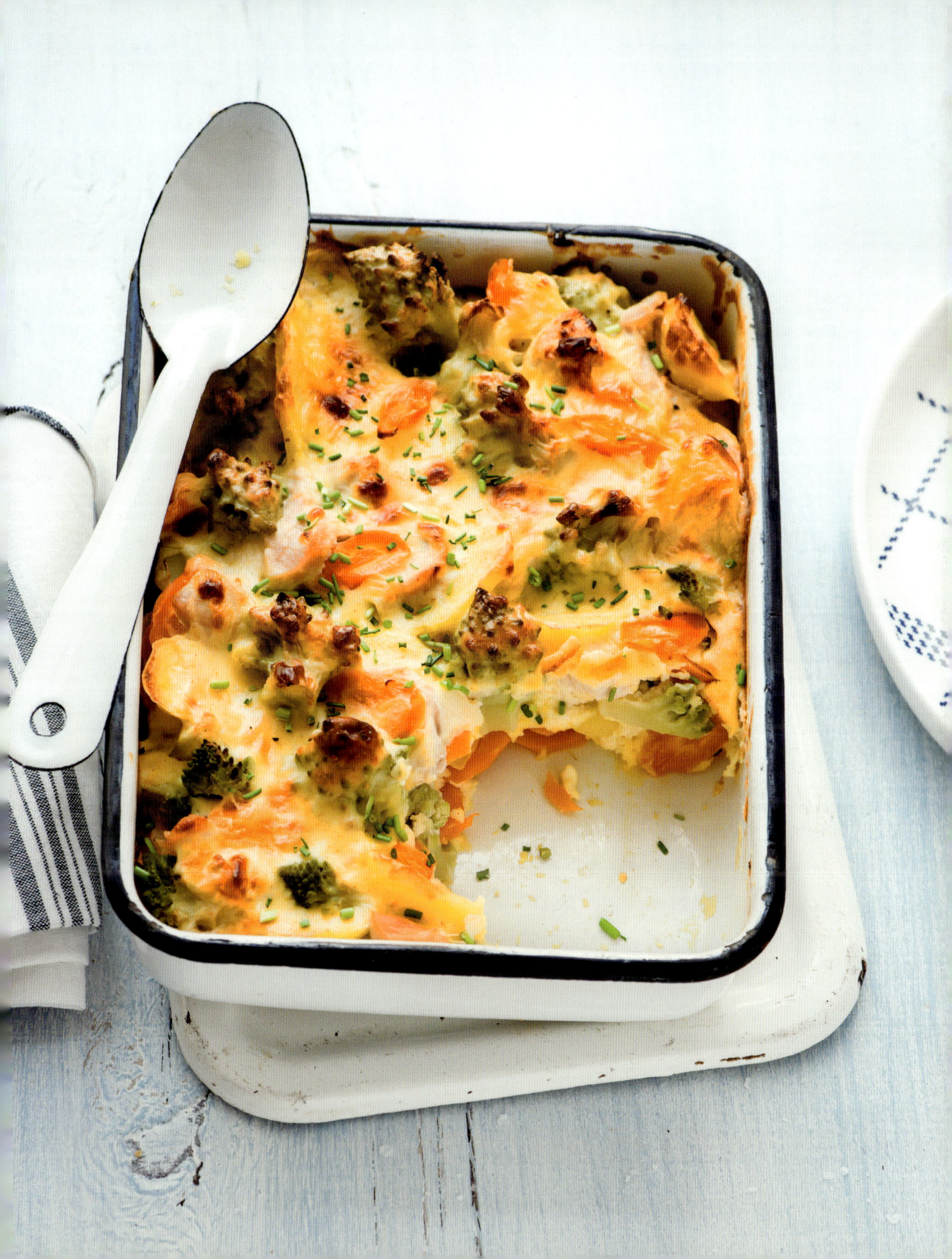

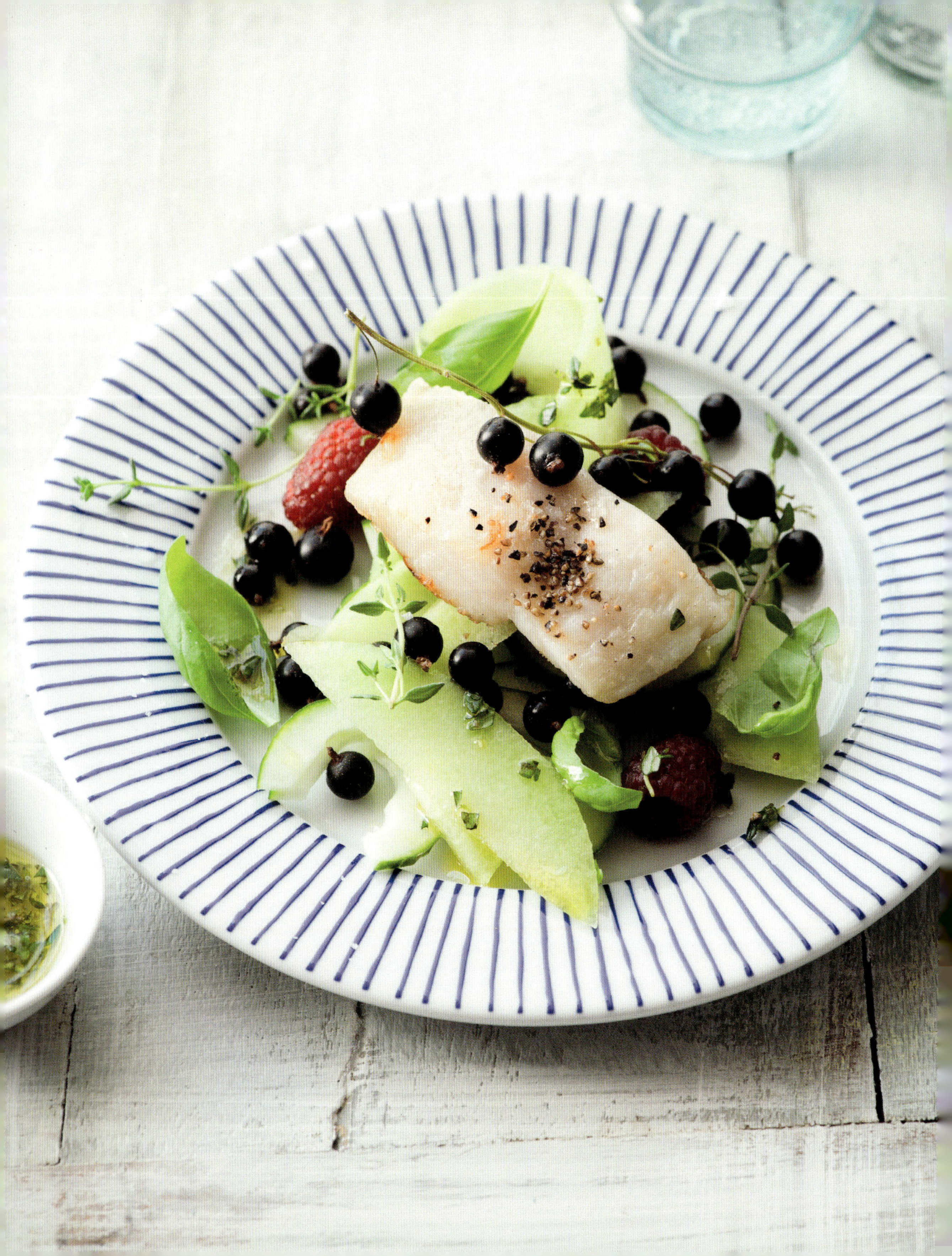

FISCH MIT BEEREN-GURKEN-SALAT

FÜR 4 PORTIONEN

Für den Fisch

- 800 g Fischfilet (z. B. Kabeljau, sehr frisch oder tiefgekühlt)
- 1 Handvoll frisches Basilikum
- 3 EL Sonnenblumenöl
- Salz, gemahlener schwarzer Pfeffer

Für den Salat

- 500 g Beeren (z. B. Brombeeren)
- 1 Salatgurke
- 1 kleine Galia-Melone
- 3 Zitronenmelissenstängel
- 5 Thymianstängel
- 2 EL flüssiger Honig
- 4 EL Apfelsaft
- 4 EL Sonnenblumenöl
- Salz, gemahlener schwarzer Pfeffer

1 Den Fisch in mittelgroße Stücke schneiden. Das Basilikum waschen, trocken tupfen und in feine Streifen schneiden. Mit dem Öl, Salz und Pfeffer verrühren. Den Fisch in eine Auflaufform legen, mit der Marinade beträufeln und 1 Stunde kühl stellen.

2 Inzwischen für den Salat die Beeren waschen und verlesen. Die Gurke waschen, schälen und in dünne Scheiben hobeln. Die Melone vierteln und entkernen, die Viertel schälen und in dünne Scheiben schneiden. Die Kräuter waschen, trocken tupfen und fein hacken.

3 Für die Vinaigrette den Honig mit dem Apfelsaft verrühren, das Öl in dünnem Strahl unterschlagen und die Kräuter dazugeben. Mit Salz und Pfeffer abschmecken. Alle Salatzutaten mit der Vinaigrette übergießen und den Salat beiseitestellen.

4 Den Fisch aus der Marinade nehmen und in einer heißen Pfanne ohne Fett auf jeder Seite 3–4 Minuten braten, mit Salz und Pfeffer würzen. Den Fisch zum Salat servieren.

TIPP: Der Fisch lässt sich auch sehr gut auf dem Grill braten. Dazu am besten Aluschalen verwenden, direkt auf dem Grill könnte der Fisch ankleben oder verbrennen. Der Salat passt genauso zu Hähnchenstreifen oder einfach mit etwas Brot und Butter zum Abendbrot.

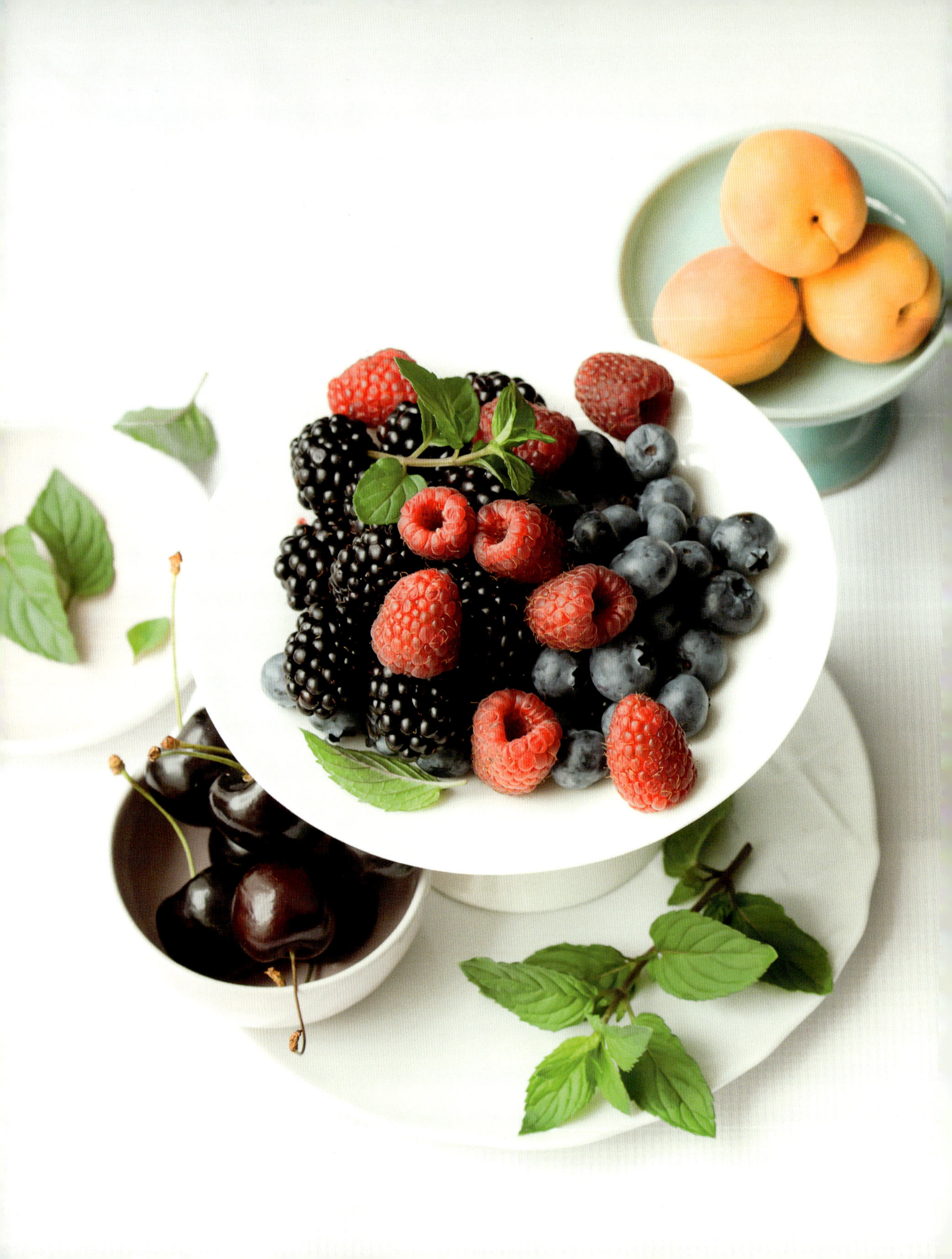

Desserts, Kuchen und Co.

Kein Kochbuch ohne süße Sachen! Hier treffen Sie auf Klassiker und neue Ideen – verwandeln Sie diese mit Ihren Lieblingszutaten in echte Unikate. Dazu eignet sich saisonales Obst besonders gut. Behalten Sie natürlich immer Ihre individuellen Verträglichkeiten im Kopf.

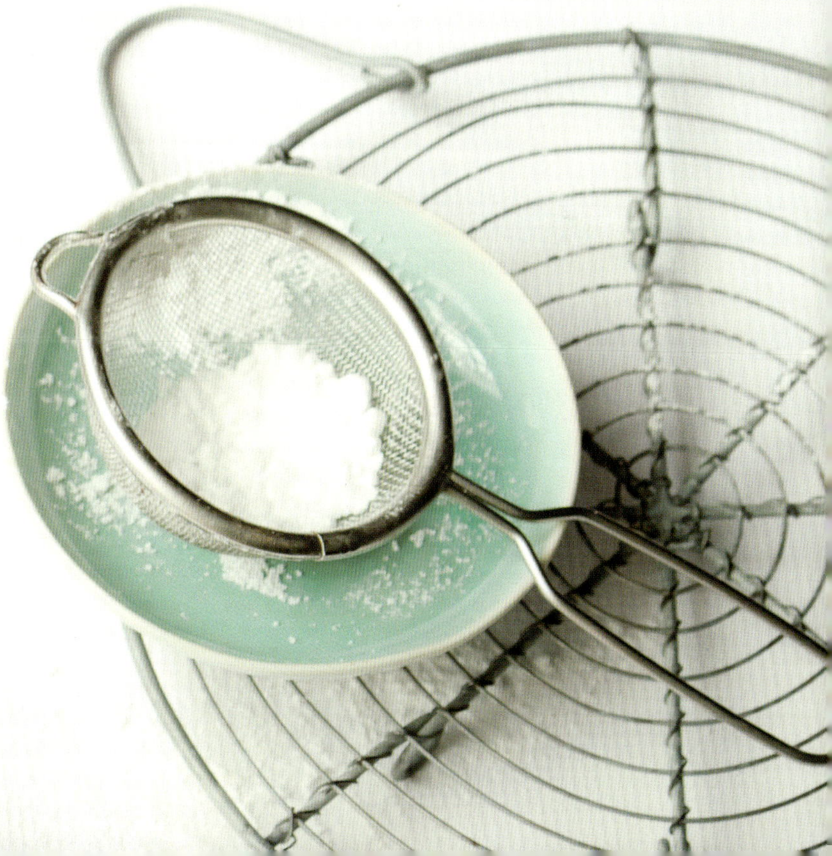

PANNACOTTA MIT KOKOSMILCH

FÜR 4 PORTIONEN

- 1 gestrichener TL Agar-Agar
- 300 g Kokosmilch oder Sahne
- 1 EL Ahornsirup
- 1 TL gequetschter Mohn oder 1 Prise gemahlener Kardamom nach Belieben

1 Das Agar-Agar in 3 EL kaltem Wasser auflösen. Die Kokosmilch mit dem Ahornsirup und dem aufgelöstem Agar-Agar in einen Topf geben und bei schwacher Hitze ca. 5 Minuten leicht köcheln lassen. Ggf. mit Mohn oder Kardamom verfeinern, die Masse in Portionsförmchen füllen und abkühlen lassen. Am nächsten Tag die Förmchen stürzen und die Pannacotta anrichten.
2 Zu Pannacotta wird klassisch eine Erdbeersauce serviert, hier ist bei Histaminintoleranz aber Vorsicht geboten. Servieren Sie die Pannacotta lieber mit Waldfrüchten. Wenn Sie dieses Grundrezept variieren möchten, können Sie bereits zur Kokosmilch pürierte Früchte dazugeben und damit Geschmack und Aussehen des Desserts verändern.

TIPP: Agar-Agar ist ein Geliermittel aus Pflanzen, genauer gesagt Algen. Wenn Sie Gelatine besser vertragen oder lieber mögen, verwenden Sie diese. Wenn Sie ganz sichergehen wollen, können Sie die Agar-Agar-Menge um ½ TL erhöhen, besonders wenn Sie zusätzlich Früchte verwenden. So gelingt Ihre Pannacotta (italienisch „gekochte Sahne") ganz sicher.

PANNACOTTA MIT APFEL ▸

(HERBST)
FÜR 4 PORTIONEN

- 1 Rezept Pannacotta mit Kokosmilch (siehe links)
- 1 Prise Zimt
- 300 g Äpfel (z. B. Braeburn oder Holsteiner Cox)
- 2 EL Apfelsaft

1 Die Pannacotta wie beschrieben zubereiten und mit Zimt anstelle von Mohn oder Kardamom würzen. Die Masse in Portionsförmchen füllen und abkühlen lassen.
2 Die Äpfel waschen, schälen und entkernen. Die Äpfel in grobe Scheiben schneiden und mit dem Apfelsaft vorsichtig erwärmen. Nicht zu stark umrühren, damit es kein Apfelmus wird. Am nächsten Tag die Förmchen stürzen und die Pannacotta mit den Apfelspalten garniert servieren.

PANNACOTTA MIT APRIKOSE

(SOMMER)
FÜR 4 PORTIONEN

- 1 Rezept Pannacotta mit Kokosmilch (siehe links)
- etwas geriebene Schale von einer unbehandelten Zitrone
- 350 g Aprikosen
- 2 EL Apfelsaft
- etwas gehackte Zitronenmelisse

1 Die Pannacotta wie beschrieben zubereiten und mit Zitronenschale anstelle von Mohn oder Kardamom würzen. Die Masse in Portionsförmchen füllen und abkühlen lassen.
2 Die Aprikosen waschen, putzen, entsteinen und in Viertel schneiden. Die Früchte unter Rühren mit dem Apfelsaft zu einem Mus verkochen. Am nächsten Tag die Förmchen stürzen, auf dem Aprikosenmus platzieren und mit Zitronenmelisse dekorieren.

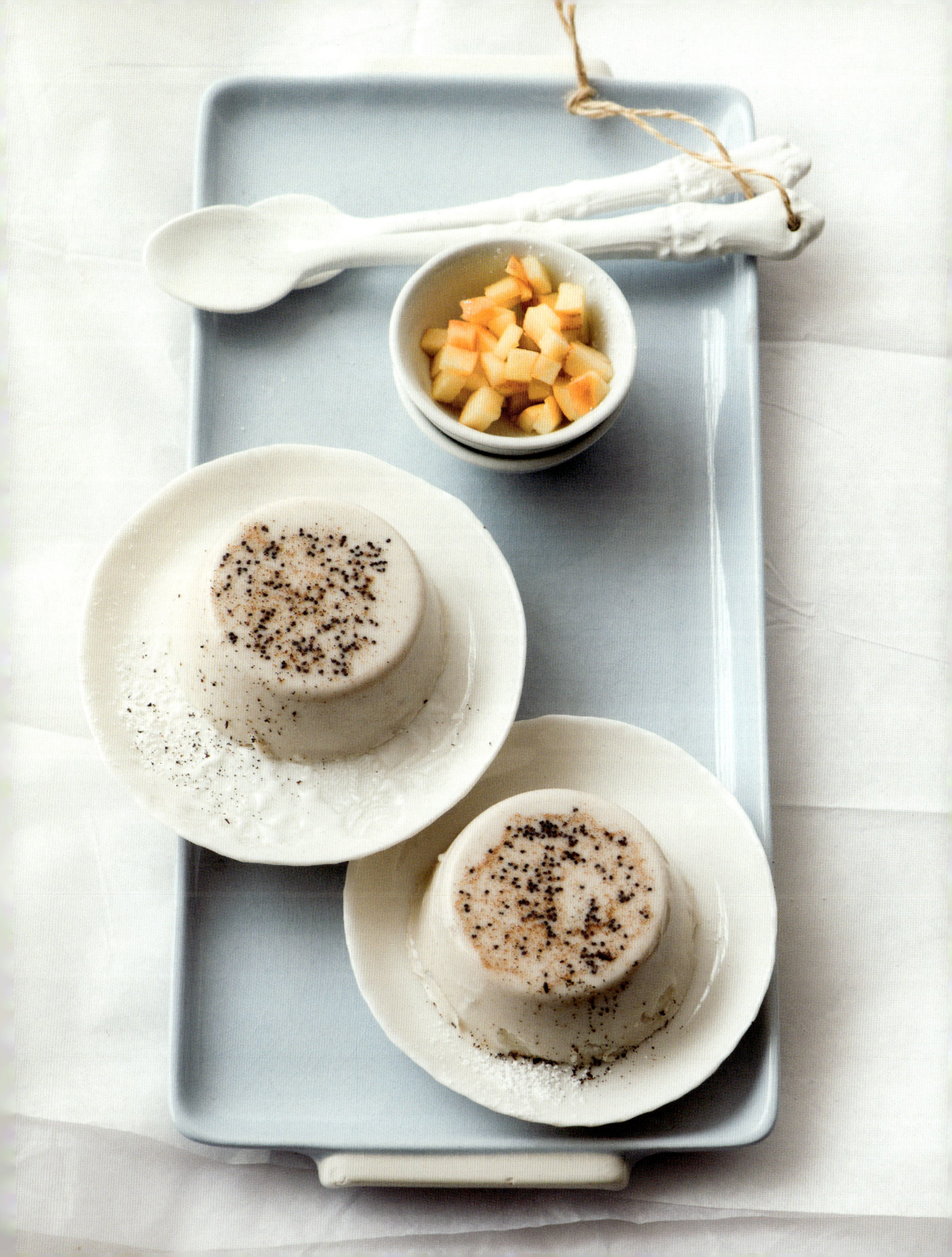

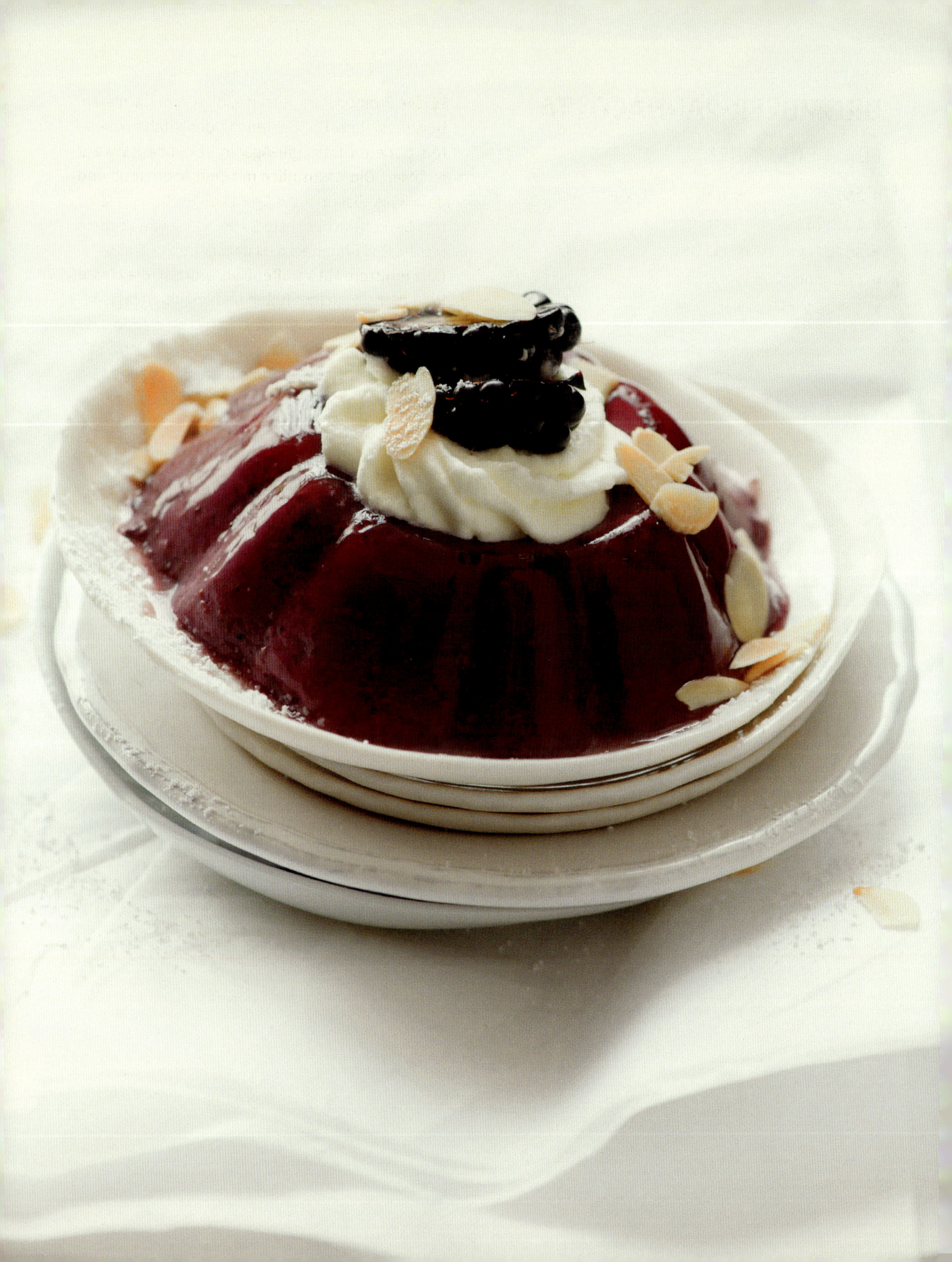

BROMBEER-PANNACOTTA

FÜR 4 PORTIONEN

- 250 g Brombeeren (alternativ TK-Ware)
- 1 gestrichener TL Agar-Agar
- 300 g Kokosmilch oder Sahne
- 1 EL Ahornsirup
- 1 Prise Vanillepulver

1 Die Brombeeren putzen, einige zum Garnieren beiseitestellen. Die Beeren mit dem Stabmixer fein pürieren. Das Agar-Agar in 3 EL kaltem Wasser auflösen. Die Kokosmilch mit dem Ahornsirup und dem aufgelöstem Agar-Agar in einen Topf geben und bei schwacher Hitze 5 Minuten leicht köcheln lassen. Das Brombeermus dazugeben und alles kurz erhitzen. Mit Vanillepulver würzen, die Masse in Portionsförmchen füllen und abkühlen lassen.

2 Zum Färben eignen sich auch schwarze Johannisbeeren sehr gut, orientieren Sie sich hierbei an der Menge, die für die Brombeeren angegeben ist. Das Pannacotta-Grundrezept können Sie hervorragend mit Obstsorten kombinieren, die Ihnen schmecken und die Sie gut vertragen.

TIPP: Für eine Dattel-Pannacotta 100 g getrocknete Datteln und 50 g Mandeln fein hacken. Die Pannacotta wie auf Seite 120 beschrieben zubereiten und mit 1 Prise Zimt und ½ TL frisch geriebenem Ingwer würzen. Datteln und Mandeln dazugeben, in Portionsförmchen füllen und abkühlen lassen. Am nächsten Tag die Förmchen stürzen und servieren.

SOMMERLICHER MELONENSALAT

FÜR 2 PORTIONEN

- 1 kg gemischte Melonen (z. B. Galia-, Cantaloupe- und Honigmelone)
- 2 frische Minze- oder Zitronenmelissenstängel
- 2–4 EL Apfelsaft
- 1 Prise Vanillepulver
- evtl. 1 EL flüssiger Honig
- 150 g Sahnejoghurt zum Garnieren

1 Die Melonenstücke entkernen, von der Schale befreien und in mundgerechte Stückchen schneiden. Die Minze bzw. Zitronenmelisse waschen, trocken tupfen und fein hacken.

2 Den Apfelsaft mit dem Vanillepulver verrühren und ggf. mit Honig nachsüßen. Die Sauce über die Melonenstücke geben und die gehackte Minze darüberstreuen. Mit je 1 Klecks Sahnejoghurt servieren.

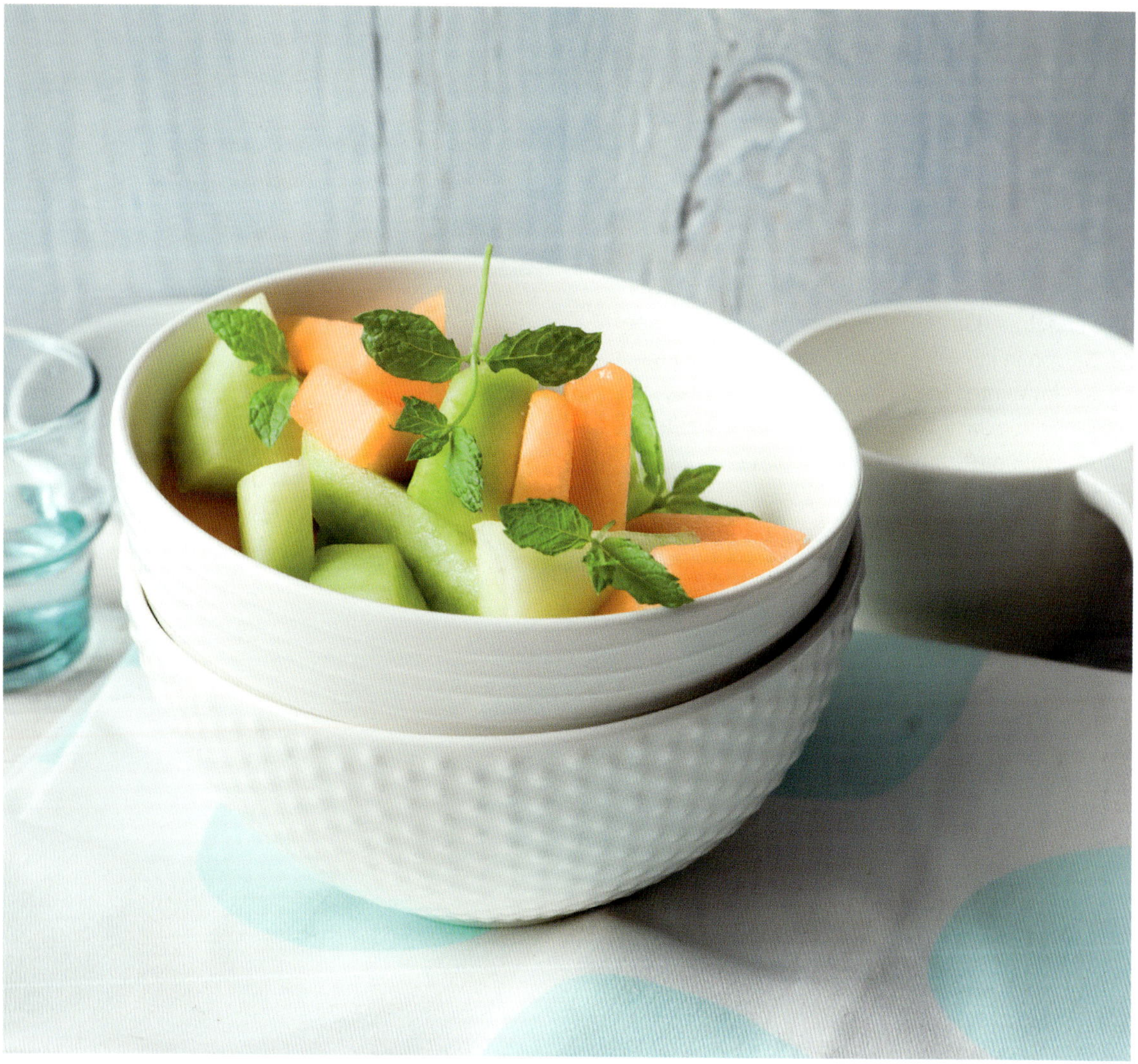

QUARKSPEISE

FÜR 4 PORTIONEN

- 250 g Sahne
- 500 g Speisequark (Magerstufe)
- 3 EL Mineralwasser
- 4–5 EL Zucker nach Belieben
- 1 TL Vanillepulver

1 Die Sahne mit den Schneebesen des Handrührgeräts steif schlagen. Den Quark mit dem Mineralwasser glatt rühren, ggf. den Zucker und das Vanillepulver dazugeben.
2 Die Sahne unter die Quarkmischung heben und die Quarkspeise in schönen Schüsselchen servieren. Wer es weniger reichhaltig mag, nimmt 750 g Speisequark (Magerstufe) und verzichtet auf die Schlagsahne.

TIPP: Dieses einfache Rezept können Sie mit Müsliflocken und Trockenfrüchten in einen Müsliquark verwandeln. Außerdem lassen sich alle Obstsorten der Saison in kleinen Stücken unter den Quark heben. Im Winter ist Zimtzucker statt Vanillepulver aromatischer, dazu gedünstete Äpfel. An heißen Sommertagen ist dieses Dessert ein gutes Mittagessen fürs Büro.

HEISSES OBST

FÜR 4 PORTIONEN

- 4 kleinere Äpfel (z. B. Jona Gold)
- 2 EL Apfelsaft
- 2 TL Butter
- 2–3 TL Zucker

1 Die Äpfel schälen, das Kerngehäuse mit einem Apfelausstecher entfernen und in ca. 1 cm dicke Scheiben schneiden und mit 2 EL Apfelsaft mischen.
2 Den Backofen auf 220 °C vorheizen. Vier ofenfesten Förmchen mit Butter ausfetten und mit etwas Zucker ausstreuen. Die Apfelscheiben einschichten. Abschließend jeweils 1 Prise Zucker obenauf geben. Im vorgeheizten Backofen auf der mittleren Schiene ca. 15 Min. backen, bis die obere Schicht goldbraun ist.

TIPP: Dazu passt geschlagene Sahne oder Eis, aber auch die Quarkspeise links auf der Seite. Je nach Jahreszeit können Sie diesen Nachtisch auch mit frischen Aprikosen, Pfirsichen oder Pflaumen zubereiten. Rechnen Sie dafür 2–3 Plaumen bzw. Aprikosen pro Person und ca. 5 Pfirsiche für vier Personen.

HEIDELBEERMOUSSE

FÜR 4 PORTIONEN

- 500 g Heidelbeeren (frisch oder TK)
- ½ l Kokosmilch oder 250 g Sahne und ¼ l Vollmilch
- ½ TL frisch geriebener Ingwer
- 1 Prise gemahlener Kardamom
- 4 TL Agar-Agar
- 2 EL Apfelsaft
- 60 g Kokosraspel

1 Die Heidelbeeren waschen und vorsichtig trocken tupfen bzw. auftauen lassen. Die Heidelbeeren mit der Kokosmilch, dem Ingwer und ⅛ l Wasser im Mixer zu einer glatten Masse pürieren. Alles in einen Kochtopf füllen und den Kardamom dazugeben. Das Agar-Agar langsam einrieseln lassen, den Apfelsaft zugießen und alles unter Rühren zum Kochen bringen.
2 Eine Schüssel mit kaltem Wasser ausspülen und die Mousse einfüllen. Zum Gelieren mindestens 1 Stunde in den Kühlschrank stellen. Inzwischen die Kokosraspel in einer Pfanne ohne Fett goldbraun rösten.
3 Nach der Kühlzeit die Mousse auf eine Servierplatte stürzen und die gerösteten Kokosraspel darauf verteilen. Alternativ mit einem Esslöffel Nocken von der Mousse abstechen, auf Teller setzen und mit den Kokosraspeln bestreut servieren.

TIPP: Wundern Sie sich nicht, dass die Mousse zunächst flüssig bleibt. Mit Agar-Agar zubereitete Gerichte gelieren erst beim Abkühlen.

VANILLECREME

FÜR 4 PORTIONEN

- ½ l Kokosmilch oder 500 g Sahne oder Sahne-Vollmilch-Mischung
- 45 g Speisestärke
- 3 EL Zucker
- 1 Vanilleschote oder ½ TL Vanillepulver
- 1 Prise gemahlener Kardamom und/oder Zimt
- 1 Prise Salz
- 2 EL Mandelmus
- Mandelblättchen zum Garnieren

1 Von der Kokosmilch 6 EL abnehmen und mit der Speisestärke und dem Zucker zu einer glatten Masse verrühren. Die Vanilleschote der Länge nach aufschneiden und das Vanillemark herauskratzen.
2 Die Kokosmilch mit dem Vanillemark und der Vanilleschote in einen Topf geben und zum Kochen bringen. Nach dem Aufkochen die Vanilleschote entfernen und die angerührte Speisestärke einrühren. Die Masse erneut aufkochen lassen und vom Herd nehmen.
3 Dann Kardamom, Zimt, Salz und Mandelmus unter die Masse ziehen. Die Creme in Gläser füllen und abkühlen lassen. Anschließend im Kühlschrank fest werden lassen. Vor dem Servieren mit Mandelblättchen garnieren.

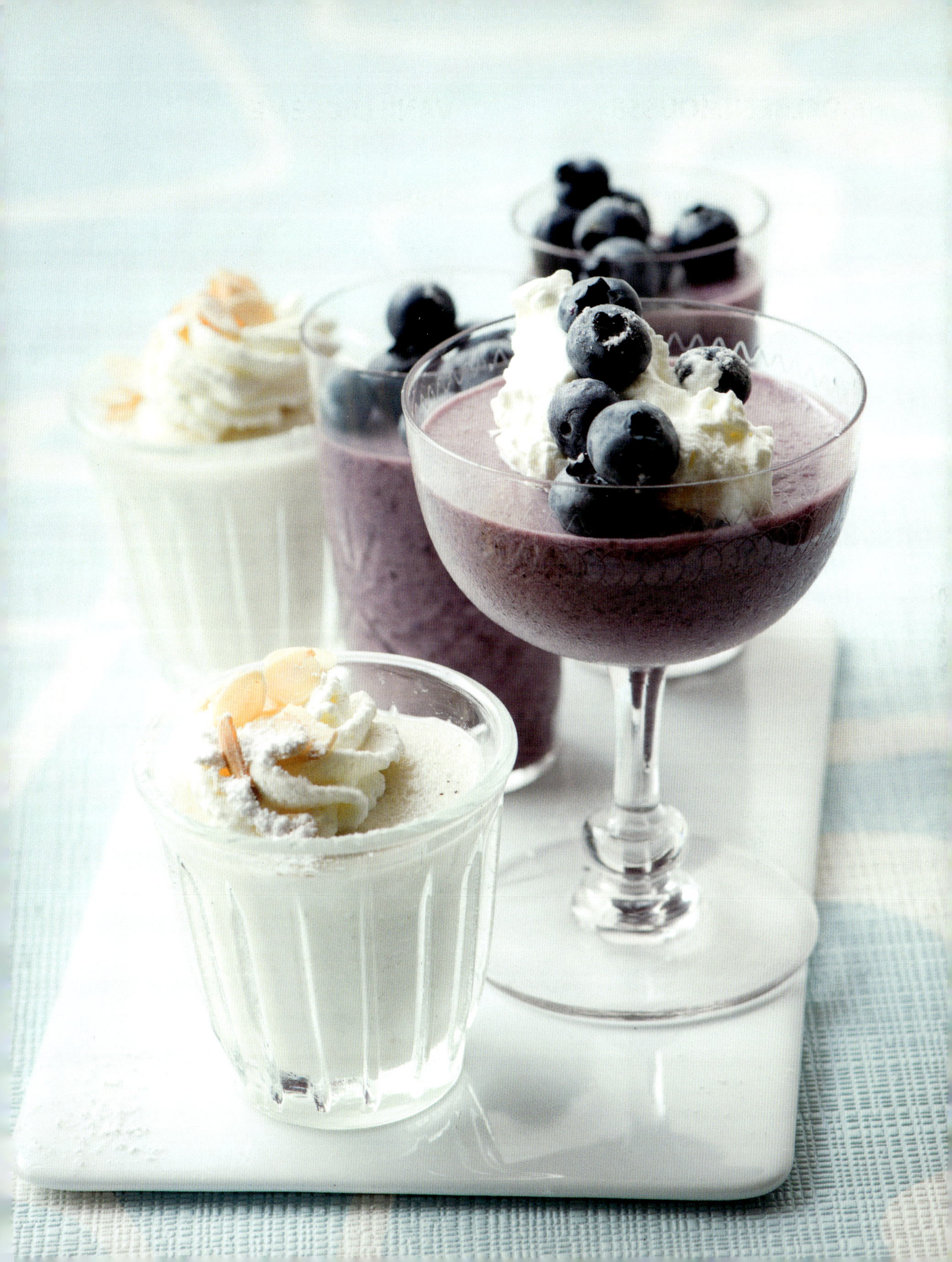

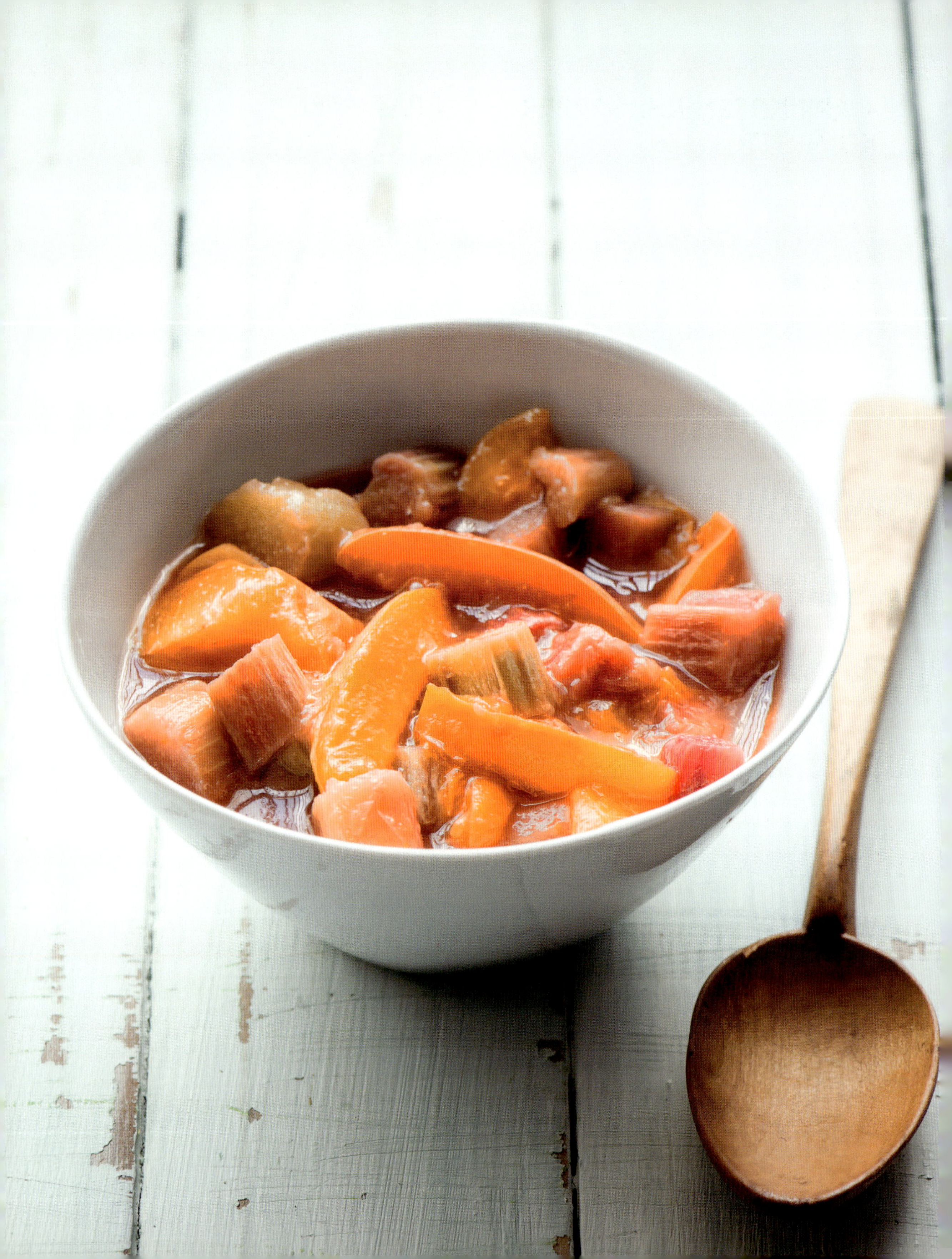

◂ APRIKOSEN-RHABARBER-KOMPOTT

FÜR 4 PORTIONEN

- 250 g Rhabarber
- 250 g Aprikosen
- 60 ml Saft (Sorte nach Belieben)
- 2–3 EL Zucker
- 1 Prise Zimt
- 1 Prise Salz
- 1 EL Speisestärke

1 Den Rhabarber waschen, schälen und in kleine Stücke schneiden. Die Aprikosen ebenfalls waschen, halbieren und den Stein entfernen, anschließend die Hälften in Spalten schneiden. Die Speisestärke mit 1–2 EL kaltem Wasser verrühren.
2 Den Rhabarber und die Aprikosen mit dem Saft in einen Topf geben. Zucker, Zimt und Salz hinzufügen und alles bei mittlerer Hitze 8–9 Minuten dünsten. Anschließend die Speisestärke dazugeben und unter Rühren nochmals kurz aufkochen lassen. Das Kompott in eine Schüssel füllen und abkühlen lassen.

TIPP: Servieren Sie das Kompott zur Vanillecreme (siehe Seite 126) oder als süße Beilage zu einem in der Pfanne kross gebratenen Puten- oder Hähnchenfleisch.

BRATAPFEL

FÜR 4 PORTIONEN

- 4 mittelgroße Äpfel (z. B. Boskop)
- 1 TL Butter
- 3 EL Mandelmus
- 3–4 EL geriebene Mandeln
- 2–3 TL Zucker
- 1 Prise Zimt
- 1 Prise Vanillepulver
- 1 Prise Kardamom
- 60 ml Apfelsaft

1 Den Backofen auf 180 °C vorheizen. Die Äpfel schälen und das Kerngehäuse entfernen. Eine Auflaufform mit der Butter einfetten und die Äpfel hineinsetzen.
2 Mandelmus, geriebene Mandeln und Gewürze zu einer festen Masse formen, je nach Konsistenz etwas Apfelsaft dazugeben. Diese Masse gleichmäßig in die Äpfel drücken. Im vorgeheizten Backofen ca. 15 Minuten backen, bis sich die Füllung goldbraun färbt.

TIPP: Wer mag, kann dazu 200 g Sahne aufschlagen und mit etwas Zimt abgeschmeckt zu den Äpfeln servieren.

SCHNELLER BUTTER-MANDEL-KUCHEN

(BECHERKUCHEN)
FÜR 1 KUCHENBLECH

- 200 g Sahne (= 1 Becher)
- 2 Becher Mehl
- 1 Päckchen Weinsteinbackpulver
- 3 Eier
- 2 Becher Zucker oder weniger
- 250 g Butter
- 3 Päckchen Mandelblättchen (ca. 300 g)
- 3 EL Milch

1 Den Backofen auf 180 °C vorheizen. Die Sahne umfüllen und den Becher zum Abwiegen verwenden. Das Mehl mit dem Backpulver in einer Schüssel mischen und mit Eiern, 1 Becher Zucker und der Sahne verrühren. Den Teig auf ein mit Backpapier belegtes Backblech streichen und den Kuchen im vorgeheizten Backofen auf der mittleren Schiene 12–15 Minuten vorbacken, bis er leicht gebräunt ist.
2 Inzwischen die Butter mit dem restlichen Zucker, den Mandelblättchen und der Milch in einem Topf zerlassen. Die Butter-Mandel-Masse auf dem Teig verteilen und den Kuchen im vorgeheizten Ofen noch 10–15 Minuten fertig backen.

TIPP: Beim Becherkuchen bleibt die Waage im Schrank: Einfach alle Mengen mit dem Sahnebecher abmessen bzw. 1 Stück Butter und etwas Milch verwenden.

KARAMELLTORTE OHNE BACKEN ▸

FÜR 1 SPRINGFORM (20 CM Ø)

- 200 g Vollkornkekse nach Wahl
- 125 g Butter, zerlassen
- 150 g Kuhbonbons
- 1 EL Butter
- 2 EL Milch
- 3 Blatt weiße Gelatine
- 400 g Doppelrahmfrischkäse
- 250 g Speisequark (Magerstufe)
- 50 g Zucker
- 4 EL Apfelsaft
- 1 Prise Vanillepulver nach Belieben

1 Die Kekse in einen festen Gefrierbeutel geben, in ein Geschirrtuch wickeln und mit einem Kochlöffel zu Krümeln zerdrücken. Die zerlassene Butter mit den Kekskrümeln zu einem bröseligen Teig mischen. Die Masse auf dem Boden der Springform verteilen und 30 Minuten kühl stellen.
2 Inzwischen die Kuhbonbons hacken und mit Butter und Milch in einem Topf unter Rühren schmelzen, dann abkühlen lassen. Die Gelatine in etwas Wasser einweichen und anschließend vorsichtig in einem Topf flüssig werden lassen, kurz abkühlen lassen.
3 Den Frischkäse mit Quark, Zucker und Apfelsaft in einer Schüssel glatt rühren und ggf. mit Vanillepulver würzen. Die Gelatine dazugeben und gleichmäßig unterrühren. Zuerst die Quarkcreme auf den Keksboden streichen, dann die Milchcreme darauf verteilen. Den Kuchen im Kühlschrank in 3–4 Stunden fest werden lassen.

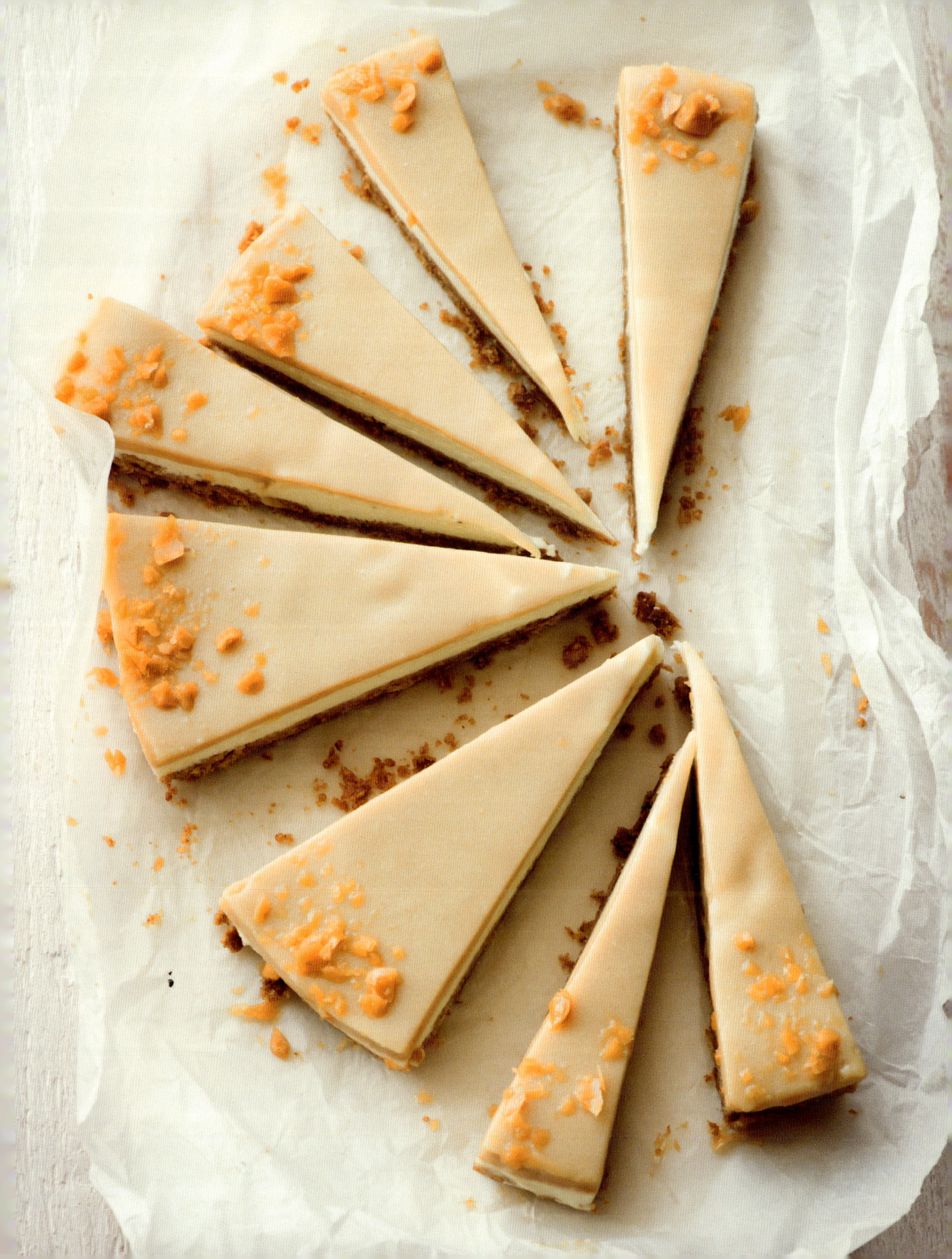

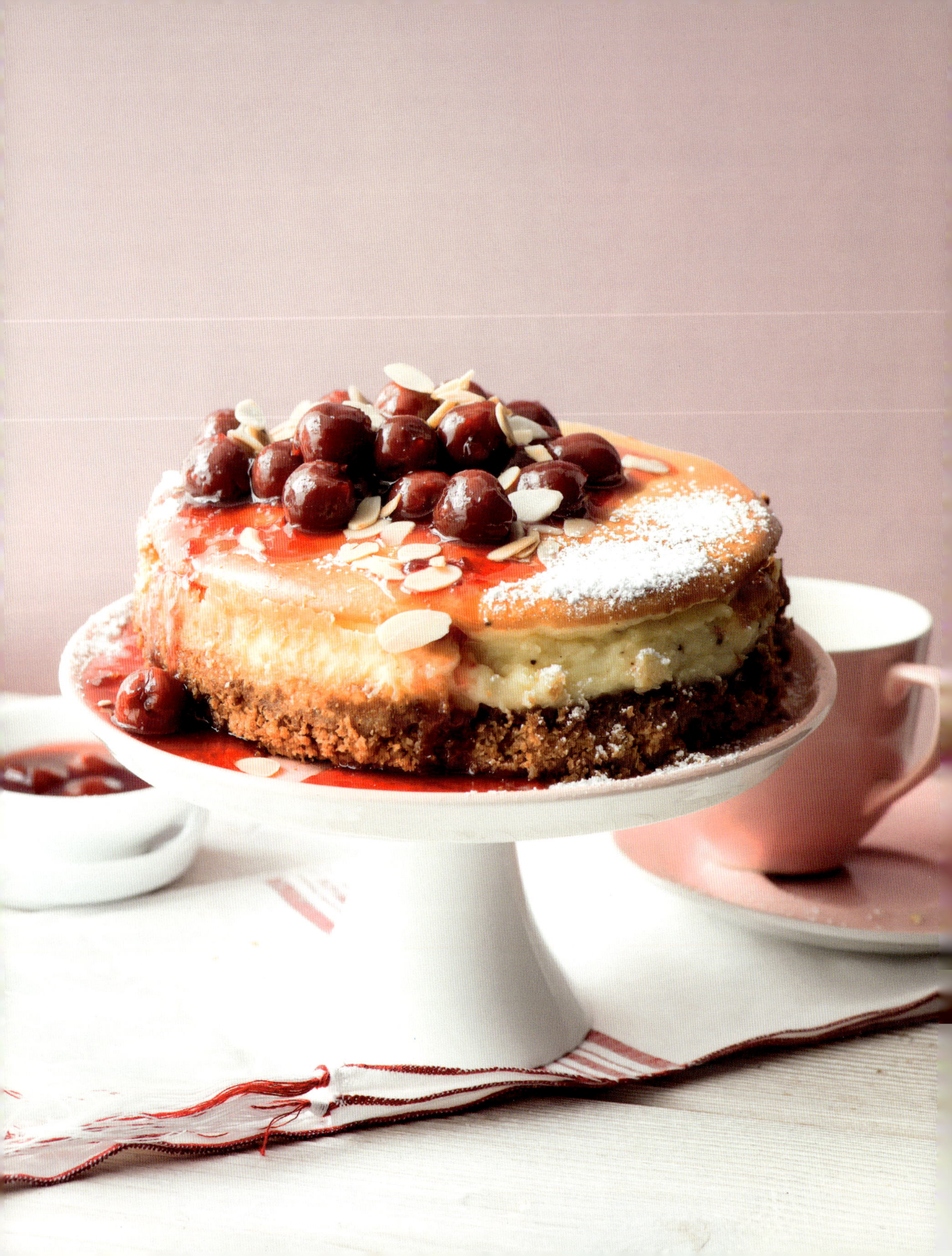

KÄSEKUCHEN

FÜR 1 SPRINGFORM (24 CM Ø)

- 150–200 g Haferkekse, Löffelbiskuits oder Zwieback
- 75 g weiche Butter
- 600 g Doppelrahmfrischkäse
- 400 g Crème fraîche
- ca. 100 g Zucker
- etwas Vanillepulver
- 3–4 Eier (Größe M)
- ca. 50 g Speisestärke

1 Den Backofen auf 180 °C vorheizen. Die Kekse in zwei ineinandergesteckte (!) Gefrierbeutel geben und darin zerbröseln. Mit der weichen Butter mischen, sodass eine krümelige Masse entsteht. Die Kekskrümel möglichst gleichmäßig in die Form drücken. Den Keksboden im vorgeheizten Ofen ca. 10 Minuten vorbacken. Aus dem Ofen nehmen und etwas abkühlen lassen.

2 Inzwischen den Frischkäse mit Crème fraîche, Zucker, Vanillepulver, Eiern sowie Speisestärke verrühren. Die Masse auf dem vorgebackenen Boden verteilen und den Kuchen im vorgeheizten Backofen auf der mittleren Schiene in 50–60 Minuten fertig backen.

TIPP: Zwei Gefrierbeutel sorgen dafür, dass die Brösel auch wirklich dort bleiben, wo man sie haben möchte, und nicht durch die Küche „fliegen".

SAUERKIRSCHKOMPOTT

ALS BEILAGE ZUM KÄSEKUCHEN

- 1 Glas Sauerkirschen (ca. 350 g Abtropfgewicht)
- 2 EL Zucker
- 1 EL Speisestärke

1 Die Kirschen in ein Sieb abgießen und darin abtropfen lassen, dabei den Saft auffangen. 2–3 EL Kirschsaft mit Zucker und Speisestärke verrühren. Die Sauerkirschen mit der restlichen Flüssigkeit in einen Topf geben und erhitzen.

2 Die angerührte Speisestärke unter die warmen Kirschen mischen und nicht mehr kochen lassen. Das Kirschkompott ist eine leckere Ergänzung zum Käsekuchen (siehe links).

APFELKUCHEN

FÜR 1 SPRINGFORM (24 CM Ø)

Für den Mürbeteig

- 125 g Butter zzgl. Butter für die Form
- 125 g Zucker
- 1 Ei (Größe M)
- 200 g Mehl
- 1 TL Weinsteinbackpulver

Für die Füllung

- 6–7 mittelgroße säuerliche Äpfel (z. B. Boskop)
- ½ l Apfelsaft
- 2 Päckchen Vanillepuddingpulver
- 100 g Zucker
- 1 Prise Vanillepulver

Für das Topping

- 200 g Sahne
- 200 g Schmand
- 1 TL Vanillepulver

1 Für den Teig Butter, Zucker und Ei mit den Knethaken des Handrührgeräts cremig schlagen. Mehl und Backpulver mischen und mit den Händen unterkneten. Den Mürbeteig in die gefettete Springform geben und einen Rand formen, anschließend ca. 1 Stunde kühl stellen.

2 Inzwischen für die Füllung die Äpfel waschen, schälen, das Kerngehäuse entfernen und die Äpfel in Scheiben schneiden. Aus Apfelsaft, Puddingpulver und Zucker einen Vanillepudding nach Packungsangabe kochen und mit dem Vanillepulver verfeinern.

3 Den Backofen auf 180 °C vorheizen. Die Äpfel in die Springform legen und den Pudding darüber verteilen. Den Kuchen im vorgeheizten Backofen auf der mittleren Schiene 50–60 Minuten backen. Inzwischen die Sahne steif schlagen, den Schmand unterheben und mit dem Vanillepulver aromatisieren. Sobald der Kuchen komplett abgekühlt ist, das Topping daraufstreichen.

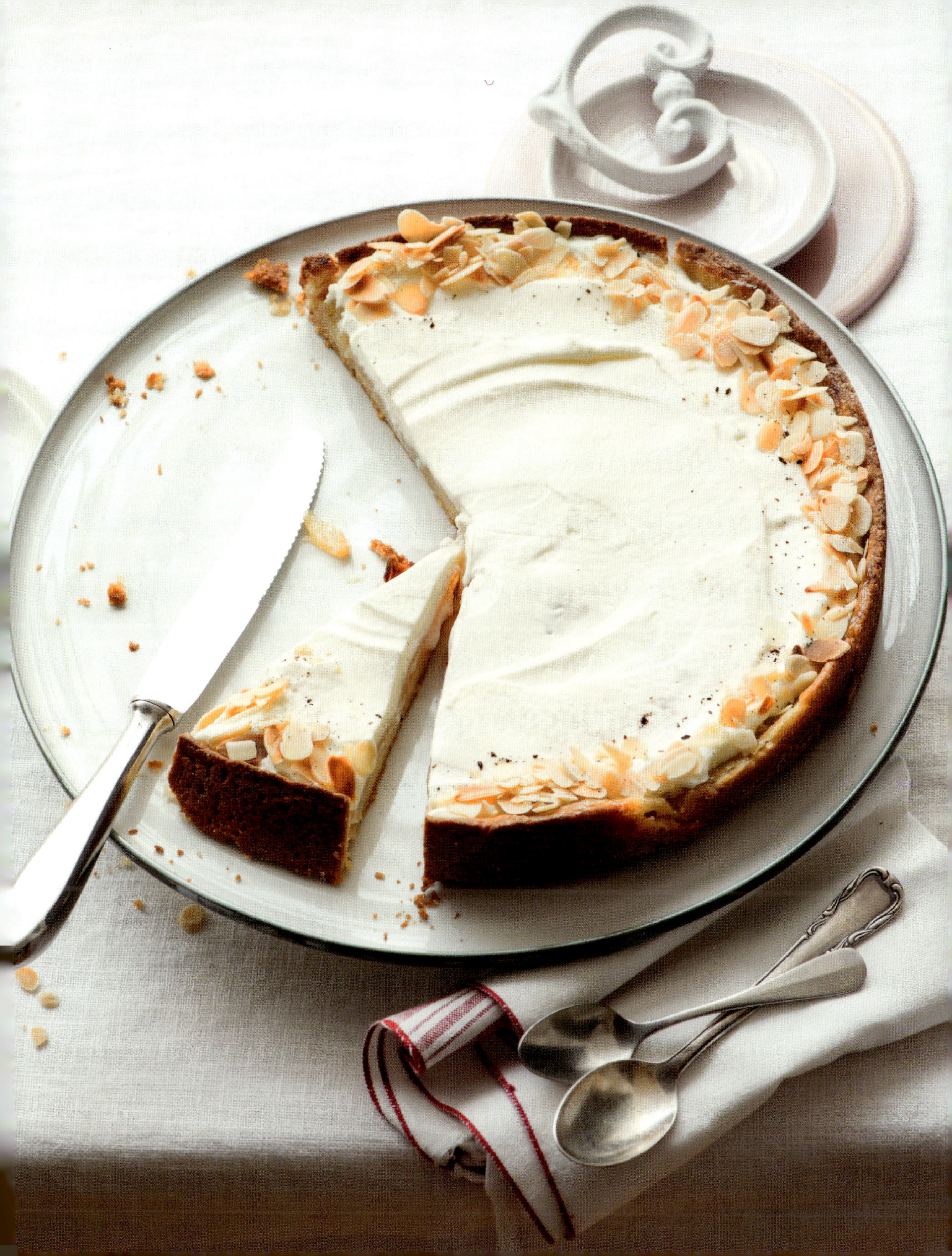

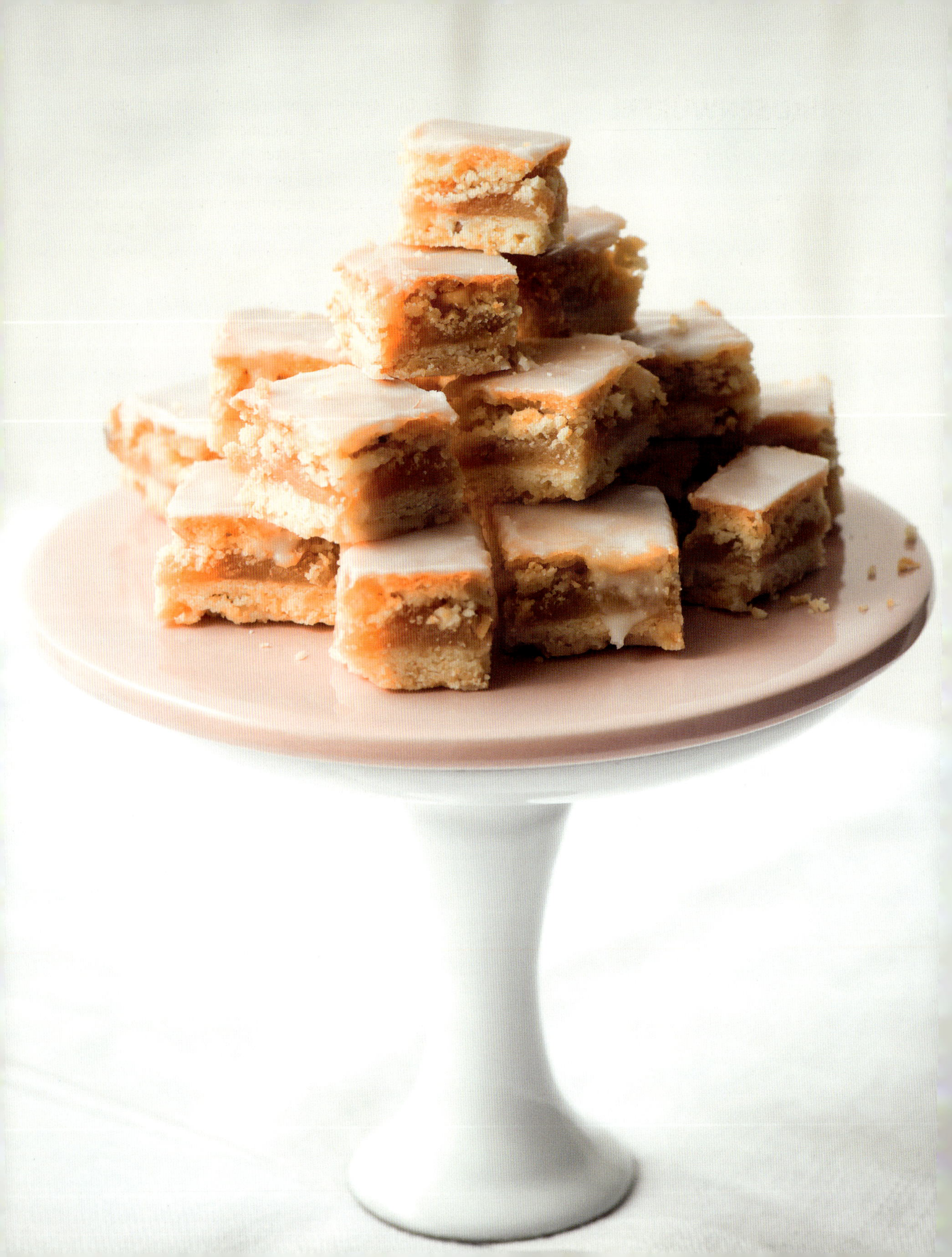

APRIKOSENWÜRFEL

FÜR CA. 30 WÜRFEL

- 60 g Mandeln
- 125 g weiche Butter
- 50 g Puderzucker
- 1 Prise Salz
- 1 Ei (Größe M)
- 250 g Mehl
- 1 TL Weinsteinbackpulver
- 60 g Aprikosenkonfitüre
- 200 g Marzipan-Rohmasse
- 50 g Puderzucker

1 Die Mandeln in einer Pfanne ohne Fett goldbraun rösten. Herausnehmen, abkühlen lassen und sehr fein hacken. Butter, Puderzucker und Salz mit den Knethaken des Handrührgeräts cremig schlagen, das Ei unterrühren. Mehl, Backpulver und gehackte Mandeln dazugeben und kurz mit den Händen unterkneten. Den Teig in Frischhaltefolie wickeln und ca. 1 Stunde kühl stellen.
2 Den Teig anschließend nochmals durchkneten und zwischen zwei Lagen Backpapier zu einem Rechteck von ca. 30 x 40 cm Größe ausrollen. Den Teig mit einer Gabel mehrmals einstechen, quer halbieren und erneut ca. 40 Minuten kühl stellen.
3 Die Teigplatten aus dem Kühlschrank nehmen. Eine Platte mit der Konfitüre bestreichen und das Marzipan gleichmäßig darüberraspeln. Die andere Teighälfte vorsichtig darauflegen und leicht andrücken. Die Teigplatte mit dem Backpapier auf ein Backblech ziehen und im vorgeheizten Backofen auf der unteren Schiene 20–25 Minuten goldbraun backen.
4 Inzwischen für die Glasur den Puderzucker mit 1–2 EL Wasser glatt rühren und die Teigplatte damit auf der Oberfläche einstreichen. Anschließend den Kuchen komplett abkühlen lassen und zum Servieren in ca. 30 Quadrate schneiden.

TIPP: Wenn Sie Trockenfrüchte gut vertragen, sind die Aprikosenwürfel eine leckere Alternative zu Kuchen. Achten Sie bei Trockenfrüchten immer darauf, das diese nicht geschwefelt sind!
Die Mandeln können auch geschält verwendet werden, das gibt den Würfeln eine hellere Farbe und einen milderen Geschmack. Wer es nicht so süß mag, lässt die Glasur einfach weg.

CUPCAKES

FÜR 1 MUFFINBLECH (12 CUPCAKES)

Für den Teig

- 75 g weiche Butter
- ca. 120 g Zucker
- 2 Eier (Größe M)
- ca. 200 g Mehl
- 1 gestr. TL Weinsteinbackpulver
- 1 Prise Salz
- 1 Prise Zimt
- 1 Prise Vanillepulver
- 150 ml Flüssigkeit (z. B. Kokos-, Voll- oder Buttermilch)
- 12 Papierförmchen

Für ein Topping mit Mandeln

- 200 g Sahne
- 200 g Quark (20 oder 40 % Fett)
- 2–3 EL Mandelblättchen

Für ein Topping mit Brombeeren

- 120 g Brombeeren (frisch oder TK)
- 6 Blatt Gelatine
- 150 g Joghurt
- 200 g Sahne

1 Den Backofen auf 180 °C vorheizen. Die Butter in einer Rührschüssel mit den Knethaken des Handrührgeräts schaumig rühren. Langsam den Zucker einrieseln lassen, die Eier nacheinander dazugeben und jedes mit der Masse gut verrühren. Das Mehl mit dem Backpulver mischen und mit Salz, Zimt und Vanillepulver langsam in den Teig einrühren. Zwischendurch immer etwas Flüssigkeit dazugeben. Der Teig sollte cremig sein und leicht vom Löffel fallen.
2 Die Papierförmchen in die Mulden des Muffinblechs setzen und etwa bis zur Hälfte mit Teig füllen. Die Cupcakes im vorgeheizten Backofen auf der mittleren Schiene ca. 20 Minuten backen.
3 Für ein Topping mit Mandeln die Sahne steif schlagen und mit dem Quark zu einer Creme vermischen. Die Creme auf die abgekühlten Cupcakes geben und mit den Mandelblättchen bestreuen.
4 Für ein Topping mit Brombeeren die Beeren verlesen, waschen und vierteln. Die Gelatine nach Packungsangabe auflösen. Brombeeren, Joghurt und Gelatine mischen. Sahne steif schlagen und, wenn die Joghurtmasse zu gelieren beginnt, unterheben. Das Topping entweder mit einem Löffel oder mithilfe eines Spritzbeutels auf den abgekühlten Cupcakes verteilen.

TIPP: Cupcakes heißt aus dem Englischen übersetzt „Tassenkuchen". Rezepte dafür gibt es schon seit über 150 Jahren in verschiedenen Kochbüchern, aber bei uns ist diese Kuchenart aus den USA erst vor einigen Jahren richtig bekannt geworden. Heutzutage gehört unbedingt ein sahniges Topping zu einem echten Cupcake!

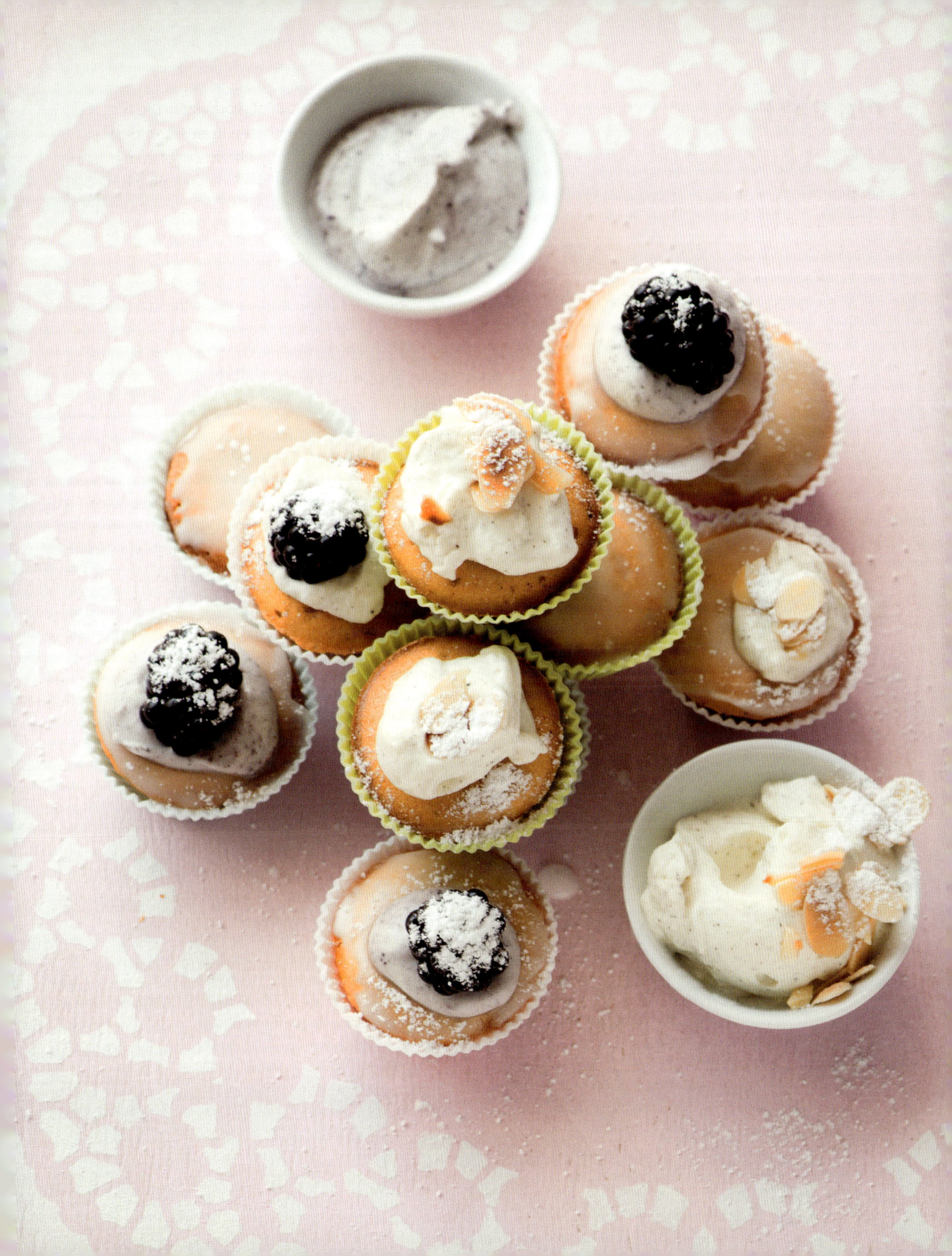

REZEPTREGISTER

Strudel, Pizza und Tartes

Apfelstrudel	40
Gemüsestrudel	43
Pizza mit Pesto	44
Pizzabällchen	44
Calzone mit Gemüsefüllung	47
Calzone mit Hähnchenfüllung	47
Apfeltaschen mit Quark-Öl-Teig	48
Aprikosentarte mit Maisteig	50
Chicorée-Tarte	51

Suppen

Spargelsuppe	70
Kalte Zucchinicremesuppe	73
Gurkensuppe mit Dill	73
Karotten-Aprikosen-Suppe	74
Kartoffelsuppe mit Apfelspalten	74
Kürbis-Kokos-Suppe	76
Süßkartoffelsuppe	76
Mediterrane Gemüsebrühe	77
Rote-Bete-Suppe	78

Frühstück, Abendessen und Snacks

Fladenbrot	54
Aioli	54
Frischkäse mit Kräutern	55
Nuss-Paprika-Aufstrich	55
Eieraufstrich mit Kräutern	55
Polenta mit Gemüse und Pesto	56
Süße Polenta mit Obst	59
Milchreis	59
Dattelkugeln	60
Bürobrötchen mit Frischkäse	62
Bürobrot mit Quark und Corned Beef	62
Süßer Couscous für die Mittagspause	63
Couscous-Salat mit Minzjoghurt	64
Gebratene Hirse mit Spiegelei	67

Vorspeisen und Salate

Ziegenkäse in Filoteig	82
Kartoffel-Spargel-Salat	82
Sushi-Reis kochen	84
Vegetarische Maki	85
Mozzarella mit Roter Bete	86
Fruchtiges Ofengemüse mit Ziegenkäse	89
Karottensalat mit Ingwer und Koriander	90
Apfel-Quinoa-Salat mit Mandeln	90
Sommerlicher Hirsesalat	91
Feldsalat mit Cranberry und Forelle	92
Apfel-Fenchel-Salat	93
Rustikaler Brotsalat	95
Kräuterdip	95

Beilagen

Mangold-Karotten-Rösti mit Dip 98
Süßkartoffelpüree amerikanische Art 98
Paprika-Hirsotto 101
Vier-Gewürze-Mischung 101
Gewürzter Reis im Gemüsebett 102
Ayurvedische Kartoffeln vom Grill 105
Kartoffelchips der Provence 105
Ofengemüse mit Mandeln und Rosmarin 106
Gurken-Melonen-Salsa 107

Fleisch- und Fischgerichte

Entenbrust mit Apfel und Mandeln 110
Hackfleischbällchen arabische Art 112
Marinade mit roten Johannisbeeren 112
Putenröllchen im Filo-Kräuter-Mantel 113
Kartoffelauflauf mit Gemüse 114
Fisch in Kräutersauce 114
Fisch mit Beeren-Gurken-Salat 117

Desserts, Kuchen und Co.

Pannacotta mit Kokosmilch 120
Pannacotta mit Apfel 120
Pannacotta mit Aprikose 120
Brombeer-Pannacotta 123
Sommerlicher Melonensalat 124
Quarkspeise 125
Heißes Obst 125
Heidelbeermousse 126
Vanillecreme 126
Aprikosen-Rhabarber-Kompott 129
Karamelltorte ohne Backen 130
Schneller Butter-Mandel-Kuchen 130
Käsekuchen 133
Sauerkirschkompott 133
Apfelkuchen 134
Aprikosenwürfel 137
Cupcakes 138

ALPHABETISCHES REZEPTREGISTER

Aioli 54
Apfel-Fenchel-Salat 93
Apfelkuchen 134
Apfel-Quinoa-Salat mit Mandeln 90
Apfelstrudel 40
Apfeltaschen mit Quark-Öl-Teig 48
Aprikosen-Rhabarber-Kompott 129
Aprikosentarte mit Maisteig 50
Aprikosenwürfel 137
Ayurvedische Kartoffeln vom Grill 105
Brombeer-Pannacotta 123
Brotsalat 95
Bürobrot mit Quark und Corned Beef 62
Bürobrötchen mit Frischkäse 62
Butter-Mandel-Kuchen 132
Calzone mit Gemüsefüllung 47
Calzone mit Hähnchenfüllung 47
Chicorée-Tarte 51
Couscous-Salat mit Minzjoghurt 64
Cupcakes 138
Dattelkugeln 60
Dulce de Leche 129
Eieraufstrich mit Kräutern 55
Entenbrust mit Apfel und Mandeln 110
Feldsalat mit Cranberry und Forelle 92
Fisch in Kräutersauce 114
Fisch mit Beeren-Gurken-Salat 117
Fladenbrot 54
Frischkäse mit Kräutern 55
Fruchtiges Ofengemüse mit Ziegenkäse 89
Gebratene Hirse mit Spiegelei 67
Gemüsebrühe 77
Gemüsestrudel 43
Gewürzter Reis im Gemüsebett 102
Gurken-Melonen-Salsa 107
Gurkensuppe mit Dill 73
Hackfleischbällchen arabische Art 112
Heidelbeermousse 126
Heißes Obst 125
Hirsesalat 91
Kalte Zucchinicremesuppe 73
Karamelltorte ohne Backen 130
Karotten-Aprikosen-Suppe 74
Karottensalat mit Ingwer und Koriander 90
Kartoffelauflauf mit Gemüse 114
Kartoffelchips der Provence 105
Kartoffel-Spargel-Salat 82
Kartoffelsuppe mit Apfelspalten 74
Käsekuchen 133
Kräuterdip 95
Kürbis-Kokos-Suppe 76
Maisteig 50
Maki, vegetarisch 85
Mangold-Karotten-Rösti mit Dip 98
Marinade mit roten Johannisbeeren 112
Mediterrane Gemüsebrühe 77
Melonensalat 124
Milchreis 59
Mozzarella mit Roter Bete 86
Nuss-Paprika-Aufstrich 55
Ofengemüse mit Mandeln und Rosmarin 106
Ofengemüse mit Ziegenkäse 89

Pannacotta mit Apfel	120
Pannacotta mit Aprikose	120
Pannacotta mit Kokosmilch	120
Paprika-Hirsotto	101
Pesto	44, 56
Pizza mit Pesto	44
Pizzabällchen	44
Polenta mit Gemüse und Pesto	56
Putenröllchen im Filo-Kräuter-Mantel	113
Quark-Öl-Teig	48, 50
Quarkspeise	125
Reis im Gemüsebett	102
Rote-Bete-Suppe	78
Rustikaler Brotsalat	95
Sauerkirschkompott	133
Schneller Butter-Mandel-Kuchen	130
Sommerlicher Hirsesalat	91
Sommerlicher Melonensalat	124
Spargelsuppe	70
Sushi-Reis kochen	84
Süße Polenta mit Obst	59
Süßer Couscous für die Mittagspause	63
Süßkartoffelpüree amerikanische Art	98
Süßkartoffelsuppe	76
Vanillecreme	126
Vegetarische Maki	85
Vier-Gewürze-Mischung	101
Ziegenkäse in Filoteig	82
Zucchinicremesuppe, kalt	73

LITERATUR- UND LINKTIPPS

Veröffentlichungen

Maintz, Laura et al.: Histaminintoleranz, aus: Deutsches Ärzteblatt, Jg. 103, Heft 51–52, 25. Dezember 2006
www.aerzteblatt.de/pdf/103/51/a3477.pdf

Hofmann, Lioba: Histaminintoleranz, aus: Ernährung im Fokus, 10-05, 10
www.ernaehrungsberatung-kamp.de/mediapool/18/188878/data/HITErnaehrungstherapie_EiF.pdf

Metzler, Ulrike: Histamin-Intoleranz (HIT), comed, 02/06
www.gesundheitsnetzwerk-wiesbaden.de/download metzler_histamin_intoleranz.pdf

Jarisch, Reinhart (Hrsg.): Histamin-Intoleranz, Thieme Verlag, Stuttgart, New York, 1999

Betroffene

Schweizer Interessensgemeinschaft der Betroffenen, Lebensmittelliste
www.histaminintoleranz.ch/download/SIGHI-Lebensmittelliste_HIT.pdf

Rezepte, Demo
www.histaminintoleranz.ch/download/SIGHI-Rezeptsammlung%28DEMO%29.pdf

DAAB Deutscher Allergie- und Asthmabund e. V.
www.daab.de/ernaehrung/histamin-intoleranz/

Selbsthilfenetzwerk Mastozytose
www.mastozytose.com

Verschiedene Medien

Bayerischer Rundfunk
www.br.de/themen/ratgeber/inhalt/gesundheit/histamin-acht100.html

Focus
www.focus.de/gesundheit/ernaehrung/nahrungsunvertraeglichkeit/tid-11636/histamin-intoleranz-ursache-gestoerter-abbau-des-botenstoffs-histamin_aid_328245.html

Die Welt
www.welt.de/gesundheit/article11365657/Alltaegliche-Lebensmittel-koennen-krank-machen.html

Ministerien und Institutionen

Bayerisches Verbraucherministerium
www.vis.bayern.de/ernaehrung/ernaehrung/ernaehrung_krankheit/histamin.htm

Was wir essen (aid)
www.was-wir-essen.de/histamin_intoleranz.php
www.was-wir-essen.de/infosfuer/histamin_intoleranz_krankheitsbild.php
www.was-wir-essen.de/download/Histamingehalte.pdf

Bundesinstitut für Risikobewertung
www.bfr.bund.de/de/a-z_index/histamin-5231.html

Patienteninformation der Gastroenterologischen Gemeinschaftspraxis Börner, N. et al. in Mainz, Stand: 01/2012
www.gastropraxis-mainz.de/uploads/media/Pat-Info-Histaminintoleranz_2012.pdf

Zum Thema Reizdarmsyndrom
Deutsche Gesellschaft für Verdauungs- und Stoffwechselkrankheiten (DGVS), u. a. detailliert veröffentlicht im Konsensusbericht: Reizdarmsyndrom – Definition, Diagnosesicherung, Pathophysiologie und Therapiemöglichkeiten
www.dgvs.de/media/Leitlinie4.pdf

Information der DGE zum Thema Reizdarmsyndrom
www.dge.de/modules.php?name=News&file=print&sid=1144

Linktipps

Klinikum Links der Isar
www.mri.tum.de/system/files/Histaminintoleranz.pdf

The American Journal of Clinical Nutrition
ajcn.nutrition.org/content/85/5/1185.full.pdf
www.aerzteblatt.de/pdf/103/51/a3477.pdf

S1-Leitlinie Vorgehen bei Verdacht auf Unverträglichkeit gegenüber oral aufgenommenem Histamin der Deutschen Gesellschaft für Allergologie und klinische Immunologie e.V. (DGAKI). In: AWMF online (Stand 2012)
www.awmf.org/leitlinien/aktuelle-leitlinien/ll-liste/deutsche-gesellschaft-fuer-allergologie-und-klinische-immunologie.html

Medikamentenliste
www.histaminbase.at/DAOHemmer.php